U0297147

专家与您面对面

失眠

主编 / 牛换香 刘 凯

中国医药科技出版社

图书在版编目（CIP）数据

失眠 / 牛换香，刘凯主编 . -- 北京：中国医药科技出版社，2016.1
（专家与您面对面）
ISBN 978-7-5067-7652-3

Ⅰ. ①失⋯　Ⅱ. ①牛⋯ ②刘⋯　Ⅲ. ①失眠 - 防治　Ⅳ. ① R749.7

中国版本图书馆 CIP 数据核字 (2015) 第 144450 号

专家与您面对面——失眠

美术编辑　陈君杞
版式设计　大隐设计

出版　中国医药科技出版社
地址　北京市海淀区文慧园北路甲 22 号
邮编　100082
电话　发行：010-62227427　邮购：010-62236938
网址　www.cmstp.com
规格　880×1230mm $\frac{1}{32}$
印张　5 $\frac{5}{8}$
字数　88 千字
版次　2016 年 1 月第 1 版
印次　2020 年 5 月第 3 次印刷
印刷　北京九天鸿程印刷有限责任公司
经销　全国各地新华书店
书号　ISBN 978-7-5067-7652-3
定价　19.80 元
本社图书如存在印装质量问题请与本社联系调换

内容提要

失眠怎么防？怎么治？本书从"未病先防，既病防变"的理念出发，分别从基础知识、发病信号、鉴别诊断、综合治疗、康复调养和预防保健六个方面进行介绍，告诉您关于失眠您需要知道的有多少，您能做的有哪些。

阅读本书，让您在全面了解失眠的基础上，能正确应对失眠的"防"与"治"。本书适合失眠患者及家属阅读参考，凡患者或家属可能存在的疑问，都能找到解答，带着问题找答案，犹如专家与您面对面。

专家与您面对面

前言

"健康是福"已经是人尽皆知的道理。有了健康，才有事业，才有未来，才有幸福；失去健康，就失去一切。那么什么是健康？健康包含三个方面的内容，身体好，没有疾病，即生理健康；心理平衡，始终保持良好的心理状态，即心理健康；个人和社会相协调，即社会适应能力强。健康不应以治病为本，因为治病花钱受罪，事倍功半，是下策。健康应以养生预防为本，省钱省力，事半功倍，乃是上策。

然而，污染的空气、恶化的水源、生活的压力等等，来自现实社会对健康的威胁却越来越令人担忧。没病之前，不知道如何保养，一旦患病，又不知道如何就医。基于这种现状，我们从"未病先防，既病防变"的理念出发，邀请众多医学专家编写了这套丛书。丛书本着一切为了健康的目标，遵循科学性、权威性、实用性、普及性的原则，简明扼要地介绍了100种疾病。旨在提高全民族的健康与身体素质，消除医学知识的不对等，把健康知识送到每一个家庭，帮助大家实现身心健康的理想。本套丛书的章节结构如下。

第一章 疾病扫盲——若想健康身体好，基础知识须知道；

第二章 发病信号——疾病总会露马脚，练就慧眼早明了；

第三章 诊断须知——确诊病症下对药，必要检查不可少；

第四章 治疗疾病——合理用药很重要，综合治疗效果好；

第五章 康复调养——三分治疗七分养，自我保健恢复早；

第六章 预防保健——运动饮食习惯好，远离疾病活到老。

　　按照以上结构，作者根据在临床工作中的实践体会，和就诊时患者经常提出的一些问题，对 100 种常见疾病做了系统的介绍，内容丰富，深入浅出，通俗易懂。通过阅读，能使读者在自己的努力下，进行自我保健，以增强体质，减少疾病；一旦患病，以利尽早发现，及时治疗，早日康复，将疾病带来的损害降至最低限度。一书在手，犹如请了一位与您面对面交谈的专家，可以随时为您答疑解惑。丛书不仅适合患者阅读，也适用于健康人群预防保健参考所需。限于水平与时间，不足之处在所难免，望广大读者批评、指正。

编者

2015 年 10 月

目录

第1章　疾病扫盲
——若想健康身体好，基础知识须知道

第2章　发病信号

——疾病总会露马脚，练就慧眼早明了

第3章　诊断须知

——确诊病症下对药，必要检查不可少

第4章　治疗疾病

——合理用药很重要，综合治疗效果好

第5章 **康复调养**
　　——三分治疗七分养，自我保健恢复早

第6章 预防保健

——运动饮食习惯好，远离疾病活到老

第 1 章

疾病扫盲
若想健康身体好，基础知识须知道

🧑 何谓失眠

　　失眠的最基本定义就是睡眠障碍，而且是指经常不能获得正常的睡眠而言。研究人员认为，失眠是睡眠不足，或睡得不深、不熟，一般呈现为起始失眠、间断失眠及终点失眠三个特点。偶尔失眠关系不大，而只有连续长期无法成眠者才算患有失眠症。失眠的发病率很高，特别是中老年人出现失眠的人数较多。

　　失眠从主观上认为是应该入睡而不能入睡的一个伤神症状。包括：不能如愿地迅速进入睡眠，多见于年轻人和有兴奋、激动心情者；不能维持熟睡，见于过度疲劳之后；以早醒为主的睡眠时间缩短，多见于老年人；由于噩梦和随着唤醒而妨碍了的睡眠；不舒适的睡眠等。

　　在失眠的诊断上，至少连续 3 周感到睡眠不足，引起明显的功能障碍时，方应被视为失眠症，而不管每夜实际睡多少小时。

🧑 何谓生理性失眠症

　　生理性失眠症是指偶尔失眠，或因环境、情绪、饮食、娱乐、药物等引起的一过性、除疾病本身引起的失眠症。在人的一生中，

2

几乎任何人都有过瞬间或短时期失眠的体验。瞬时，乃至数天的短期失眠，并不能算是疾病，无需特殊治疗。

何谓病理性失眠症

病理性失眠是指因各种疾病，如呼吸系统疾病、消化系统疾病、神经系统疾病等因素造成的不能正常地睡眠，临床多见于老年高血压、脑动脉硬化、精神病等疾病。而较长时间的慢性失眠，则为一种病态，应加以注意，要采取相应的措施以防继续发生。

何谓睡眠

睡眠是每人每天都需要的，大多数人一生中的睡眠时间超过生命的1/3。但是睡眠的确切定义，随着时代的变迁而有着不同的内涵。最初法国学者认为：睡眠是由于身体内部的需要，使感觉活动和运动性活动暂时停止，给予适当刺激就能使其立即觉醒的状态。后来由于人们认识了脑电活动，因此又认为：睡眠是由于脑的功能活动而引起的动物生理性活动低下，给予适当刺激可使之达到完全清醒的状态。而近些年的研究认为：睡眠是一种主动过程，并有专门的中枢管理睡眠与觉醒，睡时人脑只是换了一个工作方式，使能量得到贮存，有利于精神和体力的恢复；而适当的睡眠是最好的休息，既是维护健康和体力的基础，也是取得高度生产能力的保证。

人类为何要睡眠

睡眠在人类生活中，确实占了很重要的地位。每天 24 小时，睡眠 8 小时，即占去了一天的 1/3。在人的一生中，睡眠不仅可以消除疲劳，而且在睡眠过程中身体必要的物质又重新获得补充，以保证有足够的精力进行活动和工作。人的生命始自睡眠，睡眠是自然界赐予人类最聪明、最完美的摄生方法。我们要维持身体的健康，就必须使睡眠和活动交相更替，以取得平衡。

人类之所以要睡眠，是因为在睡眠过程中大脑可以对一些很少使用但却至关重要的神经细胞群加以维修和保养。成年人大脑有 100 亿神经细胞，这些神经细胞向身体各个部位传递信息，并接受信息。有证据显示，闲置不用的神经细胞会萎缩，甚至死亡。睡眠是大脑暂时性休息过程，是一种保护性抑制；人体的免疫系统在睡眠过程中得到某种程度的修整和加强，这些主要是在睡眠的快速眼动阶段完成的。那么，人为什么要在晚上睡眠呢？这是由于大脑深部的松果体分泌的褪黑激素令人入睡的缘故。褪黑激素的分泌在夜间达到高峰，在日照下分泌受抑制，所以人要在夜间睡眠。

睡眠的生理过程是如何形成的

现代研究发现，睡眠有两种状态，睡眠过程是由这两种性质不同的状态交替出现而组成。正常人在晚上 8 小时睡眠中，两种睡眠需循环交替 3 ~ 4 次，这两种睡眠分别叫正相睡眠与异相睡眠。

正相睡眠：又称为慢性睡眠或慢波睡眠。这一阶段人的呼吸变浅、变慢而均匀，心率变慢，血压下降，全身肌肉松弛，但肌肉仍保持一定的紧张度。根据睡眠深度的不同，又将正相睡眠分为思睡、浅睡、中睡、深睡四个阶段。这四个阶段是循序进行的，但可因某种因素的影响而停留在某一阶段。

异相睡眠：又称为快相睡眠或快波睡眠。这一阶段人体的感觉功能比在正相睡眠时进一步减退，肌肉也更加松弛，肌腱反射亦随之消失，这时的血压较正相睡眠时升高，呼吸稍快且不规则，体温、心率较前阶段升高，身体部分肌肉群可出现轻微的抽动。这一阶段，体内各种代谢功能都明显增加，以保证脑组织蛋白的合成和消耗物质的补充，使神经系统正常发育，并为第二天的活动积蓄能量。梦也在这个时期发生。

关于睡眠两个时相的生理意义还不十分清楚。目前研究认为，正相睡眠主要是大脑皮质的休息；而异相睡眠主要是皮质下神经结构的功能降低，即包括自主性功能在内的全身性休息。

睡眠时的生理变化总的来讲，其体内代谢及一切生理功能均降低，整个机体处于活动减少状态。睡眠时血清胆固醇含量在健康者体内变化不大，但在眼球快动的深睡期增高。心肌梗死患者的血清胆固醇含量在睡眠时波动大于正常人，故心绞痛常发生于眼球快动期。

人的睡眠是如何引起的

西医学研究认为，睡眠是经过长期进化的动物后天获得的一种生理功能。这种生理现象，自古以来就引起人们的很大兴趣，对它的解释也众说纷纭，大体上有血液中毒学说、睡眠中枢学说、网状系统上传阻断学说和自律神经系统学说，而最近研究表明，引起睡眠的内源性化学物质有22种，其中有一种叫作ASP5-a-DSIP的物质，具有调节"24小时节律"的编程效应。

近年来神经生理研究表明：脑干蓝斑核和中缝核是产生和维持睡眠的特异中枢。蓝斑核头部向上发出纤维至大脑皮层，与网状结构上行激活系统一起维持醒觉；中缝核头部向上发出的纤维与"无快眼运动"（NREM）睡眠的产生和维持有关。蓝斑核和中缝核尾部都参与"快眼运动"（REM）睡眠过程。去甲肾上腺素（NE）与5-羟色胺（5-HT）是维持睡眠和醒觉状态起决定作用的一对介质。当脑内 NE 含量不变或增高时，降低 5-HT 的含量可引起失眠；当脑内 5-HT 含量正常或增高时，降低 NE 含量则引起嗜睡。

美国麻省理工学院的沃特曼和他的助手们，发现了松果体分泌的褪黑素有致眠作用；同时他们还发现，儿童夜间血液中褪黑素含量是 300，成人只有 100，而老年人最高不过是 40，以此可解释儿童睡眠多于老年人。

🧑 在脑电图上睡眠是怎样分期的

在睡眠过程中，脑电图发生各种不同变化，这些变化随着睡眠的深度而不同。根据脑电图的不同特征，又将睡眠分为两种状态：非眼球快速运动睡眠（又称正相睡眠、慢波睡眠、同步睡眠、安静睡眠、NREM 睡眠）和眼球快速运动睡眠（又称异相睡眠、快波睡眠、去同步化睡眠、活跃睡眠、REM 睡眠，还称雷姆期睡眠），两者以是否有眼球阵发性快速运动及不同的脑电波特征相区别。

非眼球快速运动睡眠阶段，全身肌肉松弛，没有眼球运动，内脏副交感神经活动占优势。心率、呼吸均减慢，血压降低，胃肠蠕动增加，基础代谢率低，脑部温度较醒觉时稍降低，大脑总的血流量较醒觉时减少。非眼球快速运动睡眠以其脑电图特征分为四期：第一期，脑电波以 θ 波为主，不出现纺锤波或 K- 综合波，实际上是由完全清醒至睡眠之间的过渡阶段，对外界刺激的反应减弱，精神活动进入飘浮境界，思维和现实脱节；第二期，脑电波为纺锤波与 K- 综合波，δ 波少于 20%，实际上人已经进入了真正的睡眠，而属于浅睡；第三期，脑电波 δ 波占 20% ~ 50%，为中等深度睡眠；第四期，脑电波 δ 波占 50% 以上，属于深睡，不易被唤醒。

眼球快速运动睡眠阶段，出现混合频率的去同步化的低波幅脑电波。眼球快速运动，面部及四肢肌肉有很多次发作性的小抽动，有时或出现嘴唇的吸吮动作，喉部发出短促声音，手足徐动，内脏活动高度不稳定，呼吸不规则，心率经常变动，胃酸分泌增加，有时阴茎勃起，脑各个部分的血流量都比醒觉时明显增加；而以间脑和脑干最为明显，大脑则以海马及前联合一带增加较多，脑耗氧量也比醒觉时明显增加。

人的睡眠，一夜中大约有 4 ~ 6 个睡眠周期出现，互相连接，周而复始。

首先，从上床就寝到开始入睡之间的时间，我们称之为入睡潜伏期，成年人一般为 20 ~ 23 分钟。然后进入 NREM 睡眠第一期，大约经过 0.5 ~ 7 分钟，即进入 NREM 睡眠第二期；30 ~ 38 分钟后，进入 NREM 睡眠的第三期及第四期（合称 δ 睡眠），持续约数分钟至 1 小时；再回到 NREM 睡眠第二期；大约在开始入睡后 70 ~ 90 分钟，进入 REM 睡眠，通常只有 5 分钟左右；接着再回到 NREM 睡眠第二期，也即第二个睡眠周期的开始。

从第二个睡眠周期开始，δ 睡眠逐渐缩短，而 REM 睡眠逐渐延长，每隔 90 分钟左右为一个周期；后半夜 NREM 睡眠第四期、第三期越来越少，渐至第四期消失；而 REM 睡眠甚至可达 60 分钟，且其生理表现（眼球快速运动）和心理表现（做梦）也越来越强烈。

一般年轻人在一夜的睡眠中，NREM 睡眠第一期约占 5% ~ 10%，第二期约占 50%，第三期及第四期共占约 20%，REM 睡眠约占 20% ~ 25%。从儿童期到老年期，随着生长、发育渐至衰老，REM 睡眠和 NREM 睡眠第三期、第四期逐渐减少，60 岁以后基本上没有 NREM 睡眠第四期，夜间醒转的次数增加。

脑波是如何显示睡眠深浅的

　　脑波就是脑部因活动而产生的连续电位变化，它可以用仪器记录下来，观察脑波变化的记录，就可以大致了解脑部的活动状态。

　　比如，眼睛睁开时，脑波呈频率快、振幅小的波形；眼睛闭上的话，脑波则呈振幅大、频率低的波形，也就是说，同样是清醒的状态，眼睛睁开或闭上，脑波的波形都不一样。前者因为我们的眼睛睁开，脑部受了视觉的刺激；后者因为眼睛闭上之后脑部暂时进入安静状态。睁开眼睛时的快速波形，我们称为 β 波，不受视觉刺激的脑波我们称为 α 波。

　　睡眠时，脑波大致有五种变化，根据这五种变化，我们可以把睡眠分成五个时期。

　　第一个时期是入睡期。这时候我们开始有很浓的睡意，α 波开始消失，取而代之的是振幅很低，变化不规则的缓慢波形。这时只要稍微有一点声音就会被吵醒，这个阶段是属于浅睡状态。

　　过了第一期的浅睡状态，开始出现有规律的呼吸声，脑波开始显得更不规则，而且会有振幅很大以及和缓的两种波形交替出现。这时如有人叫自己的名字或周围有巨大的声音，脑波就会有所反应，而出现频率很快的波形，这个阶段仍然属于浅睡状态。

过到第三期，睡眠逐渐加深，脑波出现 0.5 ~ 3Hz 的缓波，又称δ波。这个时候，对外界的反应非常迟钝，即使摇动身体也只是"唔"的一声而已。这时已经是接近熟睡的状态，但不是最深沉的睡眠，姑且称之为中度的睡眠。

进入第四期之后，脑波变成起伏缓和、波形巨大的丘波。这是最深度睡眠的初期，这个时候别人几乎叫不醒。睡着了被火烧死的例子都是发生在这个时期。

一般人的睡眠，经过第一期之后，只要 15 分钟就可以通过第二期、第三期，进入深睡的第四期。但是，完整的睡眠并不是照这种程序按进行的。在第四期持续一段时间之后，这种波形和我们清醒时的脑波很相像。如果用仪器测量的话，可以发现处在这一睡眠期的人，其肌肉是处于最松弛的休息状态之中，也就是说，这时脑波波形所表示的状态，和身体实际状态是完全矛盾的。同时，这时还有一个很有趣的现象，就是眼球在眼睑下急速的左右移动，我们又称这一睡眠期为雷姆期。为了方便起见，我们把脑波都是缓变化的第二到第四期统一称为缓波期。

雷姆期的睡眠现象，是生理学家在观察婴儿的睡眠时，发现婴儿在到达某一程度的睡眠后，原先静止的眼球会突然快移动；后来用仪器测量成人睡眠时的脑波，发现成人也有雷姆期的现象。

正常的睡眠需要哪些条件

正常的睡眠大约与下面的十个方面相关：稳定的情绪；安静的环境；适宜的光线和温度；适当的卧具；健康的身体；必要的体育锻炼；改正睡前的不良习惯；充足的时间；不用助眠措施；注意午睡。

儿童为何睡比吃重要

睡眠的好坏对孩子的身高有着重要影响。据研究，儿童在熟睡时比清醒时生长速度要快3倍。这是因为，在孩子入睡后，位于大脑底部的脑垂体能分泌较多的生长激素，生长激素的作用就是促进骨骼、肌肉、结缔组织及内脏增长；进入青春期以前的儿童，只有在睡眠时才分泌生长激素。因此，您该明白，睡眠对于儿童不单纯是休息上的需要，更是促进身体发育的催化剂。

儿童睡眠不但要有数量的保证，还要有质量的保证。从小养成良好的睡眠习惯，孩子将终身受益。

新生儿除了吃奶和排便之外，几乎整天都在酣睡之中。3个月的婴儿每天大约睡18～20小时，1岁到3岁的小儿每天大约要睡14～15小时。

现在，有许多年轻父母怕孩子哭闹，竟让孩子在自己怀抱中睡觉，这其实没给宝宝带来什么好处。正确的做法是：给婴儿喂过奶后，把他放在床上，让他自己睡，不要拍他、摇他、更不要抱他，否则他会睡不深的。从3个月开始，婴儿便可以睡枕头了，但枕头不要太高，3cm左右最合适。

为孩子创造一个睡眠环境，室内空气尽可能清新，光线略暗，没有嘈杂声。如能按时在良好的环境中入睡，孩子会形成固定的睡眠节律，有利于形成良好的睡眠习惯。

当然，家长应当常常注意观察，及时调整小儿的身体状况。比如，面朝下、屁股抬高，像个青蛙那样趴状睡，常常是因身体有热，有时还会伴有口腔溃疡、烦躁不安等。有的小儿入睡后反复折腾，这常常是因为胃内有积食，当然还会伴有大便干燥、腹部胀满等症状。如果睡前不吃油腻的或难以消化的食物，衣被厚度适中，可以避免这些现象。

宝宝也许还有许多不良的睡态，如撩衣被、光着睡、夜惊、睡不安稳等等。不是每一个孩子都睡觉不老实，有这样那样的毛病，但是许多疾病是会影响到小儿的正常睡眠的。做父母的，应当及时地发现孩子睡眠中出现的异常情况，自己无法解释时，就去请教医生。

人的性格与睡眠有关系吗

　　睡眠多少与性格有明显的关系。经过大量、广泛、深入地研究后发现：睡眠时间短的人，大多是乐天派，他们工作积极、学习孜孜不倦，事业上富有雄心壮志，对美好的理想充满信心，而且胸怀广阔、勤奋，是容易适应社会，脚踏实地的人。具有这种性格特征的人，在医学上称之为"外向型"性格。反之，睡眠时间长的人大多属于自寻烦恼的人。这种人在工作上常常小心谨慎，学习兴趣广泛，喜欢穷思苦想，甚至有些吹毛求疵，富有艺术创造性，也有独特的见解。但大多数人遇到困难时喜欢发牢骚、好埋怨，受挫折后易沮丧，即使小病也呻吟不止。具有这种性格特征的人，在医学上称之为"内向型"性格。

　　中医学认为，睡眠多少与体质肥瘦密切相关。肥胖之人，大多阳虚阴盛，肌肉致密，气道不畅，卫阳之气出入滞涩，因此，欲瞑而多卧；瘦削之人，多阳盛阴虚，肌肉解利，卫阳之气出入通达无阻，留于阳分的时间也多，因此少寐而多动。

中医学是如何认识睡眠的

中医学对于睡眠的产生机制是基于阴阳学说的原理而认识的，其主要有阴阳学说、卫气运行学说和神主学说三种观点。

（1）阴阳学说。阴阳学说认为，睡眠和醒觉的生理活动，是人体的阴阳消长出入变化所产生的。阴主静，阳主动；阳气衰，阴气盛，则发生睡眠；阳气盛，阴气衰，人即醒觉。这种阴阳盛衰主导睡眠和醒觉的机制，是由人体阳气出入运动来决定的。

（2）卫气运行学说。睡眠的卫气运行学说包括于阴阳学说之内，阴阳学说中阳气消长出入，指的就是卫气。卫气运行学说认为：由于卫气运行于阳经而醒觉，运行于阴经及五脏而发生睡眠。

（3）神主学说。睡眠的神主学说认为，睡眠和醒觉由神的活动来主宰。正如张景岳所说："盖寐本乎阴，神其主也。神安则寐，神不安则不寐。"

中医学所说的神是指人体生命活动的外在表现，又指人的精神、意识和思维活动。神的活动，具有一定的规律性，随自然界阴阳消长而变化。白天属阳，阳主动，故神营运于外，人寤而活动；夜晚属阴，阴主静，故神归其舍，内藏于五脏，人卧而寐则休息。若神不能安其舍，游荡飞扬，则会出现不寐、多梦、梦游、梦语等病症。

睡眠中为何会做梦

到目前为止，大多数睡眠实验室报告，从眼快动睡眠中唤醒后对梦的回忆率为 90%～95%，有个别报告低于这个数字，但最低有74%。因此，眼快动睡眠又被称为有梦睡眠，而非眼快动睡眠被称为无梦睡眠。有梦睡眠与无梦睡眠，共同构成了整个睡眠过程。因此，梦完全有赖于睡眠过程，是发生在睡眠过程中的一种特殊现象。

中医学认为梦是如何形成的

中医学理论认为：阳入于阴则寐，阳出于阴则寤，再具体一些，就是卫气入阴则寐。当卫气入于阴时，体表温度降低，人进入了睡眠状态。但是阴主静，阳主动，在阴中潜藏的卫阳，其活跃主动的本性是不会改变的。当卫阳刚进入阴分时，阴阳处于相对稳定之中。卫阳虽然想冲破阴分的控制，但并不引起质的改变，故阴阳相抱而又不离的局面没有变化，人此时多处于少梦的熟睡中；随着卫阳不断地积蓄力量，到了某个阶段，阴分的控制力与卫阳冲出阴分的力量相抗争，卫阳潜涵于阴分的平静局面被打破，就出现了阴阳相对抗、相争斗的情况，人就进入了多梦的睡眠之中了，直到阴又控制了卫阳冲出去的势头，阴阳达到一个新的相对稳定时期，多梦时刻就告一个段落。当人体卫阳再经过一段时间的力量积蓄和准备，又开始了冲出阴分的争斗，这次准备的时间较上一次短，而阴阳相争的时间较长，故做梦的时间自然较第一次做梦期长。经过几次这样的反复，阴阳相对稳定期越来越短，而对抗期越来越长，直到最后阴分的力量再也控制不住卫阳，卫阳终于冲出阴分的涵抱，人也就觉醒了。阴阳最后一次对抗的时间最长，程度最激烈，故做梦时间也最长，梦境的印象也最强烈，人们能回忆和记住的梦，大多数是这时期的梦。

做梦对睡眠有影响吗

做梦是人的生理本能，我们不必为自己做了美梦而欣喜万分，也不必为做了噩梦而沮丧，因为，做梦本身对人及睡眠都有一定的益处，除非你夜夜惊梦不得安眠。果真如此的话，则应找医生看看。

说梦话对睡眠有影响吗

说梦话又叫梦呓，梦呓可以发生在睡眠的任何阶段，既可以发生在做梦较多的异相睡眠期，又可发生在正相睡眠期；既可发生在第一、二期的浅睡阶段，又可发生在第三、四期的深睡阶段，且更多的是发生在正相睡眠期睡眠的第二阶段，即浅睡阶段。

梦呓的表现形式很不一致，可以仅是嘴唇无声的动作，或是含混不清的叽里咕噜；可以是构音不清的只言片语，或是发音清晰、语言正确、流利的语言。而梦呓的内容多是白天发生的某种事件的陈述、看法或愿望，且是一种正常的现象，所以梦呓对睡眠没有影响。

引起失眠的原因主要有哪些

引起失眠的原因较为复杂，但主要因素可分为环境因素、疾病因素和心理因素三大类。

在众多的因素之中，最重要的是心理、精神因素，它约占慢性失眠患者的半数。短时间失眠，常是因环境应激事件引发，而一旦这种应激逐渐消退，就可恢复正常睡眠；而长期失眠者，忧虑是失眠的最常见的病因。

服用中枢神经抑制剂的患者形成耐药性或撤药时可继发失眠；另一方面，长期服用中枢兴奋剂也可引起慢性失眠。嗜酒而有酒精依赖者突然停饮可引起严重的失眠；有的特殊药物如避孕药等，也有可能引起失眠的副作用。

　　精神疾病伴发失眠症，尤其是各种情绪障碍，是导致失眠的常见原因。恐惧症、焦虑症、疑病症、强迫症与失眠的关系都很密切。事实上，各种疾病伴发焦虑时都能引起失眠，尤其多见于入睡困难，易惊醒，多噩梦。

　　睡眠诱发呼吸障碍伴发的失眠虽然不多见，如睡眠呼吸暂停综合征、中枢型睡眠呼吸暂停综合征等疾病，也是诱发失眠症的因素之一，特别是老年患者易出现这类情况。

中医学是如何认识失眠症的

　　中医学认为，失眠即"不寐"，亦称"不得眠""不得卧""目不瞑"等，是因为外感或内伤等病因，致使心、肝、胆、脾、胃、肾等脏腑功能失调，心神不安，以致经常不得入寐的一种病证。正如《伤寒六书》中说："阳盛阴虚，则昼夜不得眠，盖夜以阴为主，阴气盛则目闭而卧安；若阴为阳所胜，故终夜烦扰而不得眠也。"

中医学认为哪些原因可导致失眠

　　引起失眠的原因较多，中医学认为主要是内在因素所致。如体弱、忧虑、抑郁等，也有的与饮食有关。失眠涉及多个脏腑，如心、肝、脾、肾等，主要病变在心，与心神的安定与否有直接的关系。因为心藏神，心神安定，则能正常睡眠，如心神不安，则不能入睡。不论是心经自病，或者脾病、肾病、肝病及胃病影响于心，均可导致失眠。其中由于思虑不解，劳倦过度，损伤心脾而发病的较多。心脏受损，则心血不足，心神失养，不得安宁，因而不能成寐；而心血不足，与脾气受伤密不可分，脾伤则气血生化不足，不能上奉于心，心失所养，因而心神不安。这种心血虚而引起的失眠，还可见于虚弱之人，或者产后失血，生育过多的产妇，以及老年人形体日衰等，其关键在于心血不足，病变涉及心脾两脏。中医学认为睡眠乃系心神所主，是阴阳之气自然而有规律的转化结果，这种规律一旦破坏，就可导致不寐。

中医学如何认识失眠的病因病机

　　人的正常睡眠是大脑皮质功能和自主神经功能的正常表现，在中医学中称为"神"。古代医家虽知与脑有关，称"脑为元神之府"，但多数认为是心、肝、脾、肾等脏腑阴阳气血自然而有规律转化的结果。脏腑功能紊乱、邪气阻滞、气血阴阳平衡失调、神志不宁是发生失眠的基本病机。

失眠患者一定要用药物治疗吗

失眠作为一种症状，相当多见，我国学者推测，人群中的发病率为 10% ～ 20%。对失眠症的处理，首先要分清是原发性的还是继发性的，再决定其治疗方法。失眠患者不一定要用中西药物治疗。对于继发性失眠，是以处理引起失眠的基本疾病或情况为主，如饮咖啡、劳累以及环境变化等引起的失眠，则应先针对病因加以处理或治疗，一般来说，失眠的病因消除后，则失眠就会不治而愈。对原发性失眠者的治疗，也不一定要用中西药物。处理此种失眠，最重要的就是鼓励患者调整睡眠习惯，恢复其正常的生物节律，再对患者做一些必要的解释。因为许多患者不知道，睡眠时间各人不同，并不是每个人都需要睡足 8 小时，这也不是睡眠充足与否的重要指标，睡眠时间短些对人体并无多大影响。患者了解到这些知识后，有人会认为自己的睡眠是足够的，根本不需任何药物治疗。一般失眠症，经过病因、病理心理、躯体松弛治疗后即可治愈。因此，并非失眠患者都需要药物治疗。

晚饭饱餐为何易引起失眠

如果晚餐吃饱即上床入睡，使大脑处于抑制状态，对其他的器官抑制性加强，使胃肠道蠕动变慢，消化液分泌不足，消化功能减弱，影响食物的正常消化吸收，久而久之，就会产生饮食积滞之病。饱食而卧，胃中胀满不适，因而干扰正常的睡眠。因此，晚餐不宜过饱。

饮酒为何易造成失眠

睡前一般不宜大量饮酒。睡眠实验研究表明，睡前饮酒能缩短入睡潜伏期，减少前半夜的 REM 睡眠时间，代之以第二期 NREM 睡眠，但后半夜的 REM 睡眠时间会反跳性增加，中途醒转次数也增多，使睡眠变得断断续续。可以看出，酒精的作用是先使人昏沉欲睡，表面上似乎对睡眠有益，实际上却可能干扰睡眠。到了下半夜，

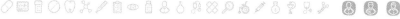

酒精的作用逐渐消失后，就会引起反跳性的失眠与多梦，使总的睡眠效率下降。除上述因素外，酒容易使口干渴，睡前大量的饮水，饮水过多不仅造成膀胱充盈，增加肾脏负担；还易因夜尿频多而干扰正常的睡眠，造成失眠症。所以，睡前不易大量饮酒。

床位方向能造成失眠吗

睡眠方向能影响人体健康，道理何在？科学家研究的结果表明：这与地球磁场作用有密切的关系。地球是一个无比巨大的磁场，其磁力线由北极出来，经地球表面而进入南极。人体的生物电流通道与地球磁场的磁力线方向相互垂直，地球磁场的磁力就成为人体生物电流的一种阻力，要恢复正常运行达到新的平衡状态，必须消耗大量的热量，提高代谢能力。长此以往，当机体从外界得不到足够的能量补充，能量消耗过大，地球磁场阻力得不到排除时，气血运行就会失常，产生病态；同时，为了达到新的平衡状态，消耗热量以热的形式围绕在床上，使得睡觉时的温度升高，心烦意乱，难以入睡。所以，当习惯的床位方向改变时可造成失眠症。

什么样的温度和湿度易造成失眠症

人们都有这样的常识；寝室温度过冷、过热都可妨碍人的入睡。如冬天手足露于被外，而室内温度又过低，手足温度达不到 29℃，人就很难入睡，还会因手足冷而被"冻醒"。中国流传着这样一句话："头寒足热利于眠"，就是说手足暖和，头冷点反而有利于睡眠。头冷可使脑血流减少，故有利于睡眠。在夏季，尤其在南方，如湖北、湖南、江西等地，异常炎热，使人汗流浃背，烦躁不安，热扰心神，因此也很难入眠。

湿度对睡眠亦有影响，最理想的湿度是 55% ~ 60%，过于干燥或潮湿均不利于睡眠。夏季阴雨连绵，汗出不透，衣被潮湿，而入睡困难，即使睡着了也不很安定。

失眠为何易引起身心疾病

失眠不是由细菌或病毒引起的疾病，也不是神经系统有器质性病变，但严重的失眠常伴有精神疲乏、头昏、头痛、记忆力减退、心慌、出汗、易激动以及情绪低落、感情脆弱、性格孤僻等一系列病态反应。日久，会使大脑兴奋和抑制的正常节律被打乱，出现神经系统的功能性疾病—神经衰弱，进而造成精神、身体衰弱，人际关系紧张，对生活失去信心，直接影响失眠者身心健康，从而导致身心疾病。

心身疾病狭义的概念是指与心理因素密切相关的、或由心理因素作为明显致病因子而引起的、以器官组织的器质性病理变化为基础的躯体疾病。心身疾病又称为心理生理障碍，是一些在起病、发展、转归和防治方面与心理因素密切相关，但主要表现为躯体症状的疾病。心身疾病一般具备下列三个特点：心理因素引起躯体症状的发生或恶化；躯体症状为明显的器质性病理过程或已知的病理生理过程；有别于神经官能症或精神病。

造成失眠的原因多种多样，但精神因素最易引起心理障碍，从而引起患者思想高度紧张。随着现代生活节奏的加快，人与人之间的竞争，各种矛盾日益增多和家庭的不稳定，使人们的精神处在一种高度紧张状态，焦虑症、抑郁症等不断发生，失眠更加严重，当这种刺激使身心不能妥善应付或适应时，才会产生紧张状态而致病。

失眠患者为何总是说梦多

为什么很多的失眠患者诉说自己"整夜做梦或梦多"呢？有人

通过调查分析，认为与下列因素有关。

（1）睡眠知识及睡眠与梦感的关系所知甚少。许多人不了解睡眠的周期交替变化，不知道梦在睡眠中的地位，在生理上的作用，以及梦与梦感的区别，不知道梦或梦感没有什么副作用。旧的传统观念、封建迷信思想对梦的不科学解释，使人对梦怀有恐惧感，以讹传讹，使许多人盲目陷入对梦的恐惧中。

（2）与人的情绪状态有关。许多人对情绪障碍缺乏认识，不知道情绪障碍是一种疾病，往往忽略了情绪障碍本身，都过分注重情绪障碍伴发的失眠、多梦、疼痛等症状。不知道如何调节和改善自己的情绪，反而夸大了不太客观的体验。

（3）对自己的健康过分关心。对梦感过分关注，导致梦感增强，梦感增强的结果反过来又加重对健康的担心、对失眠的恐惧，以至形成恶性循环。

（4）有些人在快波睡眠期醒来或紧接着快波睡眠期之后醒来，致使对梦境的回忆程度增高。

（5）个体功能状态差异。不同的个体对梦感不同，即使同一个体在不同的时期，功能状态不同，对梦感的程度也不尽相同。所以，有的人一段时间梦感强（梦多），另一段时间梦感弱（梦少）。

失眠作为一种现象是客观存在的，而梦作为一种普遍的生理现象也绝非多余。我们承认失眠的存在，但不能认为失眠和梦感有必然的联系。

睡眠中为何会行走

睡眠中有的人出现行走症，这种症状称为睡行症，或梦游症。梦游症是三大睡眠障碍之一，发生率较高，约1%～6%。常见于儿童，尤其是6～15岁的男孩子，一般一周一两次，10岁以后逐渐消失；但若发作频率较高，年龄较大者可延至成年。

本症过去认为是梦境的继续，故称梦游；但近年来生理学家在睡眠实验室的研究发现，此病发生并不在梦中，而是在非眼快动睡眠的第3～4期深昏睡阶段，即患者入睡后的前3个小时之内，故现多称为"睡行症"。

本症发作时，往往表现为睡眠中突然坐起睁开双眼，表情茫然或呈惊恐状，或起身下地，做各种各样的动作，如在地上来回走动，或穿衣穿袜，或者揉搓被褥及床单，或寻找东西吃，或无目的地翻箱倒柜，或者走出室外，找个安全可靠的地方再睡。而在室内的则过几分钟或十几分钟后回到床上继续睡觉，也有少数人发作时可喊叫，或哭泣、奔跑、跳跃着走出门外。总的来说，本症发作时有以下几个特点：一是前半夜发作，持续时间不超过半小时；二是动作明显地笨拙而迟缓，缺乏目的性；三是每次发作的行为表现都差不多，具有重复性；四是患者次日醒后对其行为全无记忆。

本症的发作原因，目前尚不十分清楚，一般认为是患者中枢神经系统发育尚不成熟而引起的、深睡状态下大脑呈现部分的觉醒时的运动。研究还发现，本症的发生有一定的遗传因素，与精神心理因素也密切相关；重大的精神创伤如亲人亡故，意外事故等往往可引起本症。而精神紧张，睡眠环境变更，以及过度疲劳；服用催眠药物，或饮酒等，能加深睡眠的因素，又往往可以诱发本症。

宝宝为何难入睡

孩子入睡困难，原因多种多样。3～6岁孩子入睡困难，除了疾病因素外，绝大多数是由于孩子精力较旺盛，喜欢在宽敞的场所跑跳追逐，来发泄他们充沛的精力。家长们往往担心孩子会磕磕碰碰，将孩子关在家里，限制他们的活动量。白天室外活动时间少，充沛的精力无处发泄，因此，晚上上床后，这些孩子迟迟不肯入睡。

有的孩子入睡困难，与睡前看了使他们兴奋的电视或听了使他们兴奋的故事有关。此外，睡前做紧张的游戏，也会使孩子头脑兴奋，难以入睡。因此睡前孩子的活动量不宜过大。

有些孩子入睡困难，是由于家长没有给他们创造一个安静睡眠的条件。如室内的灯光很亮，孩子上床后，家长们仍然在屋里干活、说话等等。一般的孩子是不会受环境影响的，但是对于这种入睡困难的孩子，家长必须注意给他们创造一个适于睡眠的环境。

经常入睡困难的孩子，往往是平时没有养成规律的睡眠习惯造成的。3～6岁，孩子正是贪玩好动、好奇心强、思维比较活跃的时候，从早到晚，他们总是玩不够，如果白天能保证孩子充分的活动量，一般情况下，孩子晚上会按时就寝。每个孩子的具体情况不同，不要对孩子的睡眠时间做硬性规定，越是强迫孩子睡觉，越是适得其反。一般3～4岁的孩子，每天应保证12小时左右的睡眠时间；5～6岁的孩子，每天应保证8小时左右的睡眠时间。

睡眠是神经系统兴奋和抑制相互交替的过程，如果能养成规律的睡眠习惯，一般的孩子到了睡眠时间，都会自己乖乖地入睡。

有的儿童为何会从睡眠中痛醒

实际上，这并不是什么复杂的疾病，而是儿童生长发育过程中出现的一种生理现象，医学上称它为"儿童生长痛"。由于儿童生长痛是一种生理现象，并非器质性疾病，其出现率与生长发育水平相平行。出现疼痛的年龄范围一般在 3 ~ 13 岁之间。统计资料表明，女孩较男孩常见，女孩子生长痛出现高峰年龄在 11 岁，而男孩子在 12 ~ 13 岁。也有些儿童在长达十年的生长发育年龄里反复出现，特别是青春发育高峰期更明显。一般认为这种疼痛可能与骨骼生长和肌肉、肌腱、神经发育不协调所致的牵拉有关。儿童生长发育快是共同的，然而，生长痛并不是见于所有儿童。所以，有些专家认为：这与对疼痛耐受的家族遗传因素也有一定的关系。因此，儿童生长痛与生长迅速、过度活动、疲劳、青春期、精神因素、遗传因素等众多因素有关。若疼痛严重时，除可求助医生外，家长要给予孩子精神安慰，使他们"不怕痛"。疼痛明显时，应尽量减少或避免过度剧烈活动。随着生长发育高峰的消失，生长痛也就会不治自愈。

失恋者为何会失眠

　　失恋，是个不幸的字眼。前辈告诉我们，若干年后，失恋者后悔的不是失恋本身，而是由它引起的心理上的折磨。尤其是爱的深切而又第一次失恋的年轻人，他们的心理上往往会在短时间内或长时间内失去平衡。爱与恨，甜与苦，喜与狂的砝码交替升降；自尊与自卑、希望与破灭、暴发与抑制的情绪转换交织。在情绪受到破坏、身心受到折磨的情况下，往往使大脑调节处于一种应激状态，还易使神经内分泌系统功能异常。因消极的情绪引发神经衰弱等一系列病症，而最易出现的就是失眠症状。因为失恋而导致的消沉、悲观、不稳定的情绪与心理，不仅导致失眠，还会严重地影响身心健康。

引起孕妇失眠的原因

孕期还有以下几种疼痛，往往是引起失眠的主要因素。

（1）头痛。少数孕妇在怀孕6个月后，会出现一种日趋严重的头痛，有的还伴有呕吐，看东西模模糊糊；同时有下肢浮肿，血压增高，检查尿中有蛋白，这就是我们常说的妊娠高血压综合征的表现，医学上又称为子痫。

（2）胸痛。孕期胸痛时有发生，好发于肋骨之间，疼痛部位不固定，可能是由于怀孕引起某种程度的缺钙，或是由于膈肌抬高，造成胸廓膨胀所引起的。

（3）胃痛。孕期由于消化器官肌肉蠕动减慢，使人有胃部饱胀不适感；还有的孕妇因不断返酸水和胃灼痛而一筹莫展，这是因为怀孕引起胃的逆行蠕动，致使胃中酸性内容物反流，刺激黏膜而引起的。

（4）腰痛。随着怀孕时间的增加，孕妇会感到身体沉重，站立或步行时，为保证重心前移的平衡，必须挺胸，突肚，再加上双脚外八字分开，这样就必然造成腰部脊柱过度的前凸弯曲，引起脊柱性腰痛。

（5）腹痛。有些妇女（尤其是子宫后倾的妇女）在怀孕初期感到骨盆区域有一种牵引痛或下坠感。倘若怀孕期间下腹部痛比较剧烈，而且有阴道出血，可能是流产或子宫外孕的征兆，必须迅速就医。日益增大的子宫进入骨盆，还易引起耻骨联合或骶髂关节的疼痛。

脑力劳动者为何易患失眠症

脑力劳动者长期过度的用脑，使神经长期处于紧张状态，脑内释放的兴奋物质过多，久之，必然对整个机体造成损害，失眠症、神经衰弱是最常见的。大脑功能就像松紧带一样，只拉不松，慢慢就会失去弹性。脑细胞的兴奋和抑制是协调的，兴奋超过了极限，若不考虑用脑的时限性，可导致神经系统的超负荷状态。久之，这种慢性长时间的用脑，使大脑的兴奋状态难以得到正常的修复和抑制，因而脑力劳动者易患失眠症和伴随的神经衰弱的症候群。

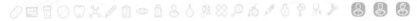

老年人常见的失眠原因

引起老年人失眠的原因，概括起来主要有以下几种。

（1）生理性因素。年龄越大，睡得越少，这是众所周知神经细胞随年龄的增长而减少，而睡眠是脑部的一种活动现象，由于老年人神经细胞的减少，自然就能引起老年人睡眠障碍，而失眠则是最常见的症状。

（2）脑部器质性疾病。老年人随着年龄的增长，脑动脉硬化程度逐渐加重，或伴有高血压、脑出血、脑梗死、痴呆、震颤麻痹等疾病，这些疾病的出现，都可使脑部血流量减少，引起脑代谢失调而产生失眠症状。

（3）全身性疾病。进入老年，全身性疾病发生率增高。老年人多患有心血管疾病、呼吸系统疾病，以及其他退行性脊椎病、颈椎病、类风湿性关节炎、四肢麻木等。这些病，可因为疾病本身或伴有症状而影响睡眠，加重了老年人的失眠。

（4）精神疾病。有关资料统计，老年人中，有抑郁状态及抑郁倾向的比例明显高于年轻人。抑郁症多有失眠、大便不通畅、心慌等症状，其睡眠障碍主要表现早醒及深睡眠减少。随着患者年龄的增加，后半夜睡眠障碍越来越严重，主诉多为早醒和醒后难再入睡。

（5）心理社会因素。各种的心理社会因素，均可引起老年人的思考、不安、怀念、忧伤、烦恼、焦虑、痛苦等，都可使老年人产生失眠症。主要特点为入睡困难，脑子里想的事情总摆脱不掉，以至上床许久、辗转反侧，就是睡不着。或者刚刚睡着，又被周围的声响或噩梦惊醒，醒后再难以入睡。

（6）环境因素。这也是引起老年人入睡困难及睡眠不安的原因。比如，屋居临街、邻居喧哗、周围环境嘈杂等，亦可使老年人难于入睡。环境杂乱不宁，还易将睡眠浅的老年人吵醒而不能再入睡。

（7）药物因素。睡前服用了引起神经兴奋的药物，如治疗结核病的异烟肼，治疗喘息的麻黄素、氨茶碱等，易产生兴奋而难以入睡。另外左旋多巴、苯妥英钠等都能引起老年人失眠，左旋多巴能引起失眠，而且还可引起噩梦，扰乱睡眠。夜间服用利尿剂会增加夜尿次数，造成再度入睡困难。

（8）情绪紧张。有的老年人对睡眠有恐惧感，担心一眠不醒，一旦遇到失眠，心情又十分紧张。情绪一紧张，反过来又影响睡眠；有时即使睡着了，也是噩梦不断，形成恶性循环。相反，有的老年人认为，自己的睡眠时间太少，加上晚间无所事事，觉得无聊，所以一到天黑就早早上床睡觉，到了夜里 3~4 点钟，就已经睡了 7~8 小时；醒来以后，想东想西，使自己难以再度入睡。

（9）白天睡眠过多。老年人白天没有太多的事情要做，所以白天小睡过多，也是影响夜间老年人睡眠的原因之一。老年人一般瞌睡多，在环境安静，无所事事的情况下，白天小睡容易增多。适当控制白天睡眠，则能明显改善夜间的睡眠质量。

（10）夜尿增多。夜尿次数增多是老年人的普遍现象，除了利尿剂会增加夜尿次数外，老年人逼尿肌功能紊乱以及前列腺肥大，膀胱内残余尿多，也会导致夜尿次数增多，从而扰乱睡眠。

女性更年期为何总伴失眠

妇女一般在45～55岁之间处于更年期阶段。此时，月经周期紊乱，月经稀少至闭经，性生活能力下降，内分泌功能失调，自主神经功能紊乱，如再加上心理和社会等因素的影响，则易发病。除躯体症状外，均伴有不同程度的精神神经症状，多表现为烦躁易怒等，而且凡有更年期综合征的患者总会伴有失眠症。这是由于更年期女性卵巢雌激素分泌逐渐减少及垂体促性腺激素增多，造成神经内分泌一时性失调，下丘脑—垂体—卵巢轴反馈系统失调和自主神经系统功能紊乱，加之心理因素及社会因素等诱因，使患者产生更年期抑郁症、焦虑症以及心理变态等诸症，这些精神神经系统方面的异常，往往是产生失眠的主要因素。

为何失眠患者易患高血压

失眠症多是因为长期外界的环境和内在的不良刺激而形成的，而在神经因素的参与下，造成了大脑皮层功能的失调。大脑神经调节功能失常，不能正常执行皮质下中枢的控制与调节作用，使血管收缩的神经冲动占优势，肾上腺素能活动增加，使节后交感神经释放去甲肾上腺素增多，引起全身的细小动脉痉挛和外周阻力的增加，使心脏功能加强来适应机体内这一变化，故而导致血压的升高。偶尔的失眠引起一过性高血压，一般随着失眠的改善，血压可恢复正常；但长期失眠而造成的高血压，则不易恢复，应引起失眠患者的重视。

夜间因胃部疼痛而失眠的原因

反流性食管炎、胃炎、消化性溃疡、胃癌、上消化道出血等消化道疾病，都可表现为胃脘部的疼痛不适，从而影响睡眠，但最典型的夜间胃部疼痛为十二指肠溃疡。十二指肠溃疡疼痛，常见有下列特点：有慢性疼痛病史；周期性发作；疼痛部位，在上腹部中央或偏右。疼痛有节律性，一般在食后半小时发生，1～2小时后逐渐消失。一些十二指肠溃疡的患者，由于在夜间胃酸较高，在半夜可因胃酸刺激溃疡面而发生疼痛，常会定时发生。所以，如果经常上半夜上腹痛而引起失眠，一定要检查一下是否患有十二指肠溃疡。

为何神经衰弱患者总伴失眠

神经衰弱患者总伴有失眠症，这是因为，各种刺激因素（神经活动紧张，如考试等；精神刺激，如亲人亡故等；以及个人素质及个性特点和社会心理因素等），造成高级神经活动过度紧张，以致形成抑制减弱及兴奋相对亢进，使神经细胞康复能力下降，大脑皮质衰弱、皮质下功能调节障碍，最后导致自主神经功能紊乱。大脑自身调节功能紊乱，且睡眠是大脑高级神经中枢节律性调节形成的，当上述调节功能紊乱时，最早出现的症状就是失眠。其睡眠障碍多表现为入睡难、早醒、醒后不易再睡及睡浅而多梦等类型，有不解乏之感；另外还常伴有头晕、头痛及感觉过敏等。

服用哪些药物可引起失眠

引起患者失眠或使失眠加重的药物主要有以下几类。

（1）苷类药。服用剂量不当时，可使肾脏清除率降低，肌张力减退，有的还可引起血流动力学的节律性障碍，这些副作用都能引起失眠。

（2）利尿药。尤其联合用药，可引起夜间多尿，频繁起夜，因而扰乱睡眠；利尿后，排钾过多，同样可以导致心血管节律性障碍，引起失眠。

（3）抗心律失常药。如丙吡胺和普鲁卡因胺可影响睡眠的质量。

（4）抗高血压药。如甲基多巴、萝芙木甲素、可乐定等不但可引起失眠，还可以产生抑郁综合征，造成严重失眠；抗高血压药物用量不当，常能造成夜间低血压，同样可以引起失眠。

（5）β-阻滞剂。β-阻滞剂中的药物很多，尽管各药之间在药理性质方面有差异，但都有不同的降压作用；有的还可引起低血糖和诱发抑郁综合征，这些副作用都可引起失眠。

（6）抗抑郁药。如去郁敏、去甲替林、普鲁替林和老年人常用的氯丙嗪、丙咪嗪等抗抑郁药，都可引起失眠。

（7）抗胆碱能药。特别是治疗帕金森氏病的药物以及三环抗抑郁剂和阿米替林等，可引起夜间烦躁不安和精神错乱而导致失眠。

（8）金刚烷胺。下午4点给药，偶尔可引起失眠。服用左旋多巴也可出现失眠及抑郁综合征。

（9）吡拉西坦。为γ-氨基丁酸的衍生物，可直接作用于大脑皮质，具有修复、激活、保护神经细胞的作用。实验显示，能促进学习能力，推迟缺氧性记忆障碍的产生，提高大脑对葡萄糖的作用率和能量储备，改善大脑功能。但此药不可在晚上服用，否则，会引起烦躁而进入兴奋状态，导致失眠。

（10）糖皮质激素。如泼尼松、地塞米松、泼尼松龙等药物，大剂量运用时，可引起机体的兴奋性增高而导致失眠、多汗等症状。

（11）高效止痛剂。如吗啡、哌替啶等药物，反复运用而突然停药时，可出现戒断综合征而导致失眠等症状。

（12）平喘药。如氨茶碱、麻黄素等药物，夜晚服用，由于其中枢神经兴奋作用，常常导致失眠等症状。

（13）异烟肼。异烟肼为抗结核药物，大剂量运用时，具有中枢神经系统兴奋作用，常导致失眠等症状。

（14）地西泮类药。地西泮类药用量不当，偶尔可导致老年人的睡眠倒错，即白天镇静，全身活动减少，摄入液体量减少，进而导致夜间烦躁不安和精神错乱。

除上述药物以外，诸如抗癌药物、抗癫痫药物、口服避孕药、甲状腺制剂及某些含咖啡因类药物等，均可兴奋大脑皮层而影响到睡眠。应该指出的是，药物与食品不同，大剂量长期使用，各种毒副作用会越来越严重，其副作用远不止仅仅是引起失眠。因此，在用药前，应当熟悉药物的作用及副作用；避免联合用药，必须联合用药时，要详细检查各种成分的交叉作用，相辅作用；老年人用药，最好不要超过三种，以免药物间产生拮抗而导致失眠等副作用。

手术前后的患者为何总出现失眠

目前，手术仍是多种疾病的主要诊疗手段。手术疾病的主要特点是：起病急，心理上毫无准备；痛苦大，疼痛与不适较其他疾病为重；患者生与死的体验强烈，恐惧不安的程度大。因此，手术前后的患者，由于心理上和躯体上的特点，患者往往出现失眠症。

（1）患者手术前的心理。手术本身可以认为是一种强烈的心理刺激。大多数患者对手术有害怕和顾虑。少年、儿童，尤其害怕开刀引起的"疼痛"；老年人，多为手术的死亡危险而担忧；部分青壮年，对手术的安全性、并发症、疗效和术后康复等问题忐忑不安。还有些患者，对手术是否能解除疾病有顾虑。妇科手术患者，常担心术后内分泌紊乱影响性生活乃至家庭问题。随着手术日期的临近，患者的心理负担加剧，心情紧张，焦虑恐惧，甚至坐卧不安，食不甘味，夜不能眠。曾有医院对100例将要手术的患者进行调查，发现有76%的术前患者有严重的心理问题，尽管术前给些安眠药，多数患者仍然难以入睡，甚则彻夜不眠。

（2）手术后患者的心理问题。手术后是患者心理问题较集中和重要的阶段。手术之后，疼痛、不适及被迫体位等情况需要相当一段时间才能恢复。约1/3的患者反映疼痛极为严重，1/4的患者认为疼痛可以忍受。故此，术后疼痛及被迫体位往往是造成心理负担和加重失眠的主要因素。

老年性失眠症中医学是如何认识的

《灵枢·营卫生会》篇指出：老年人气血衰微，肌肉瘦缩干枯，气道涩滞，五脏的机能又不协调，营气衰少，卫气内扰，营卫失调，不能按正常规律循环，所以在白天精力不充沛，精神也不够饱满，而在晚上则"夜不暝"。

老年患者不寐的原因，除上述的营卫失调、气道涩滞外，还有，如思虑劳倦，内伤心脾；或肾阴亏于下，心火亢于上，而成心肾不交；或阴虚火旺，肝阳扰动；或心胆气虚，神魂不安等，均可伤及心神，

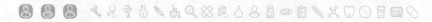

导致不寐。不寐虽有外感、内伤之别，证情可虚可实，但老年人不寐往往内伤多见，证情多虚中挟实。从虚的方面看，多气虚或气阴两虚；从实的方面看，多痰、多瘀。气虚可致水湿不化，代谢产物堆积而成痰；气虚可致血运不畅而成血瘀。这种痰瘀阻滞，可进一步阻遏气机而耗气，而且可化热伤阴，形成心气亏虚、心阴不足、心血瘀阻、痰热扰心诸证。大凡老年不寐之证既久者，不离痰、瘀、热、虚四字。因此，老年不寐证，多数是复合证，而单见或虚或实者较少。

第 2 章

发病信号

疾病总会露马脚，练就慧眼早明了

失眠的表现

失眠的表现主要有以下几种：入睡困难；不能熟睡；早醒，醒后无法再入睡；频频从噩梦中惊醒，自感整夜都在做噩梦；睡过之后精力没有恢复；发病时间可长可短，短者数天可好转，长者数日持续难愈。

失眠常伴的症状

失眠最主要的症状为睡眠不足，还常可伴随许多不适的症状及精神表现，如头晕目眩、心悸气短、体倦乏力、不思饮食、自汗盗汗、耳鸣耳聋、终日惕惕、胆怯恐惧、急躁易怒、胸胁胀满、恶心口苦、腰酸腿软、注意力不集中、健忘、工作学习效率下降，乃甚至失去工作和学习的能力。

严重的失眠还会诱发一些心身性疾病，如出现消瘦、心动过速、腹泻、便秘、血压升高、消化道溃疡病、抑郁症、焦虑症、阳痿、性欲减退等，甚至可引起自杀的行为。

失眠患者为何常伴健忘

健忘是指人的记忆力减退，是人体智能活动障碍的一种表现，而失眠患者常伴有健忘症。这是因为失眠症是睡眠障碍，在短暂性失眠或失眠早期，人可无健忘症状；若长期失眠，或失眠症状严重，引起脑神经病变，使脑功能活动受到影响，因此，失眠患者常伴有健忘症。两者本质虽然不一样，但两者可以相互影响，失眠可导致和加重健忘，而健忘也会间接地加重失眠。

现代心理学家通过研究发现，打乱正规的作息时间，减少睡眠，长期失眠会使神经中枢的正常功能发生紊乱，造成神经衰弱而引起健忘。

失眠使患者的注意力不能集中，也是影响记忆力的因素之一。注意力不集中，自然也就记不住东西。因此，失眠患者常伴健忘症。

第 3 章

诊断须知

确诊病症下对药，必要检查不可少

失眠分哪些类型

（1）按照失眠的时间，可以分为瞬时、短期和慢性长期三种。

（2）按照失眠的特点，失眠又可分为三种。

①起始失眠，是指入睡困难，要到后半夜方能睡着，多由于精神紧张、焦虑、恐惧等引起。

②间断性失眠，是指入睡不宁，容易惊醒，常有噩梦，中老年人消化不良，容易发生这种情况。

③终点失眠，是指入眠并不困难，但持续时间不长，后半夜醒后不能再入睡，老年高血压、动脉硬化、精神抑郁症患者常有这类失眠。

（3）按照失眠的性质，还可以分为偶尔失眠症、生理性失眠症和病理性失眠症三大类。

失眠患者应怎样求医

当您或家人失眠时，首先应当确认一下是偶尔失眠，还是长期持续失眠症。而当您或（和）家人患失眠症时，应该到医院求治，让医生根据您的症状进行必要的理化检查，以确认是生理性的，还是病理性的。因疾病所致的应积极治疗原发病，对于功能性的，医生一般会给些调节神经系统类的药物，用来帮助和调节改善失眠症。目前我国调节及治疗失眠的方法，一般分为西医西药类、中医中药类及非药物疗法类三种。

一旦确诊失眠症，请不要紧张，需知失眠者决非只有你一人，他们和你一样，在默默地忍受失眠的痛苦，你要和他们一样，树立信心，寻求合理、有效的方法战胜失眠，因为失眠的改善主要靠自己。

某些发达国家有一种"失眠者俱乐部"，失眠者组织在一起，专门有活动日，读书、听音乐、组织夜间运动会、相互交流心得体会，借以消除孤独感、失落感、焦虑、紧张不安和恐惧心理，树立信心，以积极的态度面对这一现实，无形中会使失眠症状得以改善。现在我国有些大城市也出现了类似的组织者，愿每一位失眠者都能找到一块恬静、幽雅的芳草地，早日进入甜蜜的梦乡。

失眠本身不是一种独立的疾病，但失眠以后，特别是失眠时间长的患者，应该到医院进行全面身体检查，这是因为除偶尔发生且原因明确的暂时性失眠以外，短期性失眠和长期性失眠多由于各种因素相互作用形成。这些因素既有疾病的、药物的，也有不良生活习惯和情感因素参与。去医院检查，医生可以详细了解您的睡眠史，并通过仔细检查（包括心理检查、体格检查和实验室检查），找出

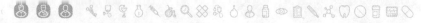

失眠的原因以及治疗上的帮助、指导，使自己早日摆脱失眠之苦。

不论失眠及伴随症状多么严重，一般地说，失眠只是大脑的兴奋和抑制功能暂时失去平衡的表现。尽管失眠也常常是某些疾病的伴随症状，但失眠本身并不能反映身体内部有什么器质性病变，更不会转变为精神病或其他疾病。只要认真找出失眠症的原因，针对病因进行适当的锻炼和休养，再配以必要的中西药物，失眠是可以消除的。因此，不要把失眠当成不治之症。

第 4 章

治疗疾病

合理用药很重要，综合治疗效果好

何谓药枕助眠法

药枕疗法是将药物装入枕中，睡时枕之，是治疗疾病的一种民间疗法，多用于治疗头颈部疾病，如头痛、目赤、耳鸣、项强及颈椎病等。治疗失眠的药枕，最早见于晋代葛洪《肘后备急方》中记载的。用蒸大豆装枕治失眠，宋代有人用草决明装枕治失眠，民间还有取灯心、琥珀宁心安神作用，制成"灯心枕""琥珀枕"，用来息梦安眠，用黑豆、磁石粉装的枕头也有防治失眠多梦的作用。值得一提的是，一般药枕需要枕上 1 ~ 2 个月才有效，有人主张将药枕一年一换，以保证其防治作用。

现代研究制成的"磁疗枕""催眠枕"等也是助眠的"药枕"，是我国民间药枕疗法的继续和发展。如"催眠枕"是日本学者根据中医"头寒足热"的理论，经过试验，发现人的头部在 25℃ ~ 30℃是睡眠的最佳温度，如果能保持这个温度，就有催眠作用。这种枕是利用虹吸原理，把枕头中小水箱内的水，吸到一种特别的布满纤毛的表层中，这种纤毛层反贴在枕头下，不断缓慢地吸收、蒸发散热，因而使枕头保持在 25℃ ~ 30℃范围内，头枕上后能使人很快入睡。

何谓磁疗助眠法

磁疗又叫磁穴疗法，是以经络腧穴理论为依据，利用磁场作用于人体而治疗疾病的方法。

磁疗有调和气血、疏通经络、化瘀消肿、镇静安神、镇痛止泻等作用，适应证较广。近年来的研究证明，磁场具有吸收氧气和铁质，排除血中二氧化碳和氮气的作用，可以扩张血管，改善血液循环，促进新陈代谢。由于失眠、多梦与大脑皮层功能失调有关，在人体各部均有一定的生物电磁场，尤以经穴处的生物电更活跃，电势更高，所以当磁片或磁珠贴敷于一定穴位时，通过经络腧穴的生物电磁场的交互作用而引起电子转移和交换，从而调节大脑皮层功能，改善失眠多梦症状。常用的磁疗方法有敷磁法、旋磁法、电磁法及综合法，有助于睡眠的是敷磁和旋磁法。

敷磁法是利用永磁片的恒定磁场进行治疗。磁片一般呈圆形，两面平滑或稍凸出，直径 1cm 左右的较常用，耳穴用的磁片直径为 0.3cm。磁场强度一般是 200～3500 高斯，耳穴常用 200～600 高斯，体穴常用 800～1500 高斯。使用时可将磁片固定在穴位或患处，选穴原则与针刺和耳针疗法相同，磁片常用胶布固定，亦可缝在衣帽或布带上，还可做成手表式。磁片放置方法有单片法、并置法和对置法。单片法是用一块磁片放在所取部位；并置法是将两片磁片放置在关节两侧，如内关、外关、耳廓两侧等部位，放置磁片时南北极互吸。敷磁法治疗时，根据不同证型，每次选穴 2 ~ 4 个，在所选穴位的皮肤上直接贴敷磁片，用胶布固定，一般贴敷 3 天，若无反应，可在连贴敷 5 天后，休息 3 ~ 5 天再进行第二次贴敷。贴敷 4 次为一个疗程。

旋磁法是将旋磁机利用一只微型马达（电动机）带动 2 ~ 4 块永磁体，产生脉冲磁场（磁场强度随时间变化，但方向不变）或交变磁场（磁场强度和方向随时间变化）进行治疗。通常用钐钴合金磁块，磁场强度为 3000 ~ 3500 高斯。工作时，磁场的平均强度为 700 ~ 1200 高斯，马达转动频率为每分钟 1500 ~ 3000 转。每次治疗 15 ~ 30 分钟，每日一次，或隔日一次，以 10 ~ 15 次为一疗程，休息 3 ~ 5 天后进行第二疗程。

何谓导引助眠法

导引又作道引，是我国古代流传的一种健身方法。它以肢体运动、呼吸运动和自我按摩相结合为特点，现代称之为气功。虽然气功派别各有特点，但其要领如下。

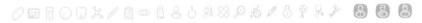

（1）松静自然。就是说，练功时，无论选卧式或坐式，首先要使肢体自然放松、呼吸和守意也要自然，思想要放松，排除杂念，使心绪宁静，这样方有利于入静。入静是指大脑在觉醒状态下的一种特殊的安静状态，它可以消除疲劳，贮备能量。所以，松静自然是练功中首先要注意的。

（2）动静相兼，以静为主。所谓"动"是指形体外部和体内"内气"的运动，前者可以看作是"外动"，后者为"内动"。所谓"静"，是指形体和精神的安静，前者可以看作是"外静"，后者为"内静"。气功状态时，形体和精神都处于松静状态，而"内气"却在不断地运动，使经络疏通，气血调和。

（3）意气相随。即练功者用自己的意念活动去影响呼吸和内气的运动，使体内的气息运动和意念活动一致，进一步达到气血流畅，营运周身。

（4）上虚下实。也就是，把意念活动集中到身体的下部，即脐以下部位。这样虚胸实腹，气沉丹田，使息归元，息息归根，产生头脑清晰、耳聪目明的感觉，才能达到内气充盈，生机横溢，精力充沛。

（5）循序渐进。任何功法都要通过选择自己的主观能动性作用对身心进行自我锻炼，才能达到防病治病、保健强身、助眠益睡的目的。循序渐进就是要慢慢地来，不能急于求成，急躁情绪不仅达不到预期的效果，还可能出现各种偏差。

何谓娱乐助眠法

娱乐疗法是用文体活动来治疗疾病的一种方法。在两千多年前的中医古籍巨著《内经》中就有五音治病的记载，汉代著名辞赋家枚乘的《七发》中，也有用娱乐活动治病的记载。对于失眠的患者，可根据其爱好与身体状况选择娱乐活动项目，如唱歌、跳舞、下棋、打牌、听音乐、写诗、绘画、弹琴、练体操、太极拳、太极剑、气功，以及参加各种球类、田径运动等，通过这些娱乐活动，增进人际关系，增加生活情趣，陶冶性情，消除紧张忧虑状态，而达到改善失眠或帮助入眠。

何谓露天催眠法

此法由意大利人发明，名叫"露天催眠"，实际上，失眠者还是睡在室内，但只要按动一个开关，壁灯便会熄灭，天花板上映出满天星斗，卧床周围还会发出树叶、草叶的索索声，以及各种虫鸣声。由于可使紧张的情绪大大放松，失眠者可望很快安然入眠。

何谓催眠磁带助眠法

美国睡眠学家发现，短波收音机发出的"噼啪"无线电噪音也有催眠作用，其效果甚至优于大自然中的风雨声或轻音乐声。据此原理，专家们制作了一种录有无线电噪音的"催眠磁带"，据说对相当比例的失眠者有效。

常见的催眠音乐曲目

首先，应选择的是催眠曲，如东南亚、前苏联等一些久负盛名的催眠名作，这些曲目都是为催眠而作，其改善睡眠的作用已被国内外实践所证明，例如《催眠曲》《妈妈》《宝贝》等。在我国目前比较流行的曲目主要有以下几种。

（1）古代曲目。有《阳关三叠》《良宵》《梅花三弄》《宫秋月》《黛玉葬花》《霸王御甲》《高山流水》《鱼中游》等。这些曲目一个共同的特点，就是舒缓、高雅、清心，可使患者心地清静，安然踏实，缓缓入眠。

（2）现代曲目。有《感情》《无限的爱》《小城故事》《山水隔不断相思情》《天涯歌女》《太湖美》《江南好》《海滨之夜》《秋思》《小草》等。这些曲目的特点是，优雅、细腻，感情丰富，对于心情烦躁、郁郁寡欢的失眠患者具有较好的疗效。

（3）外国曲目。有《悲伤西班牙》《意大利女郎》《月夜》《梦之桥》《摇篮曲》等。这些曲目，或悲壮舒雅，或恬淡平缓，或情意绵绵，对各种失眠均有改善作用。

另外，还有瑜伽、自我按摩音乐、神经调节音乐等专门的催眠曲。这些曲目都有针对性，患者可根据自己的具体情况进行选择。

何谓催眠水床法

美国人设计的"催眠水床"，实际上是一个浴缸，缸中盛满温热水，缸底和缸周有多处冒出灼热水流以按摩全身皮肤，同时，还能响起节奏舒缓、旋律优美的音乐。据称，这种水床不但能催眠，而且能起到放松神经的作用。

何谓香气催眠法

日本一家公司生产了一种织物，用它织成的床单、被套和枕套可帮助失眠者入睡。这种织物是以合成聚酯材料，加入用50种植物（这些植物都具有镇静和催眠作用）提取的芳香油制成的。闻到这些植物油的气味，失眠者便很容易入睡。

何谓眼镜助眠法

台湾发明了一种有助于失眠患者入睡的电子眼睛。失眠患者戴上这种眼镜，一切光线被隔绝，耳边只听到细小的雨声和隐约的浪潮声，不一会儿，杂念消除，心境祥和地进入了梦乡。这种助眠眼镜经数千人使用，效果良好。

为何调整床位方向可助眠

有人认为，头朝东睡，有益健康。传统的中医学理论是这样认为的，而且由于地球轴心为南北，东西向旋转，睡觉时头朝东与地球旋转方向恰好一致，身体得以放松，使人感到舒服而能充分地睡眠。但也有持与上述相反的观点，如前所述，在睡觉时应该为南北方向，且头北脚南，在这样的地球磁场力作用下，能使代谢降低，能量消耗减少，不仅易于助眠，而且一觉醒来，就会觉得身体轻松，精力充沛。这两种睡眠方向均有一种可解释的科学道理，但由于每个人所处的地理位置不一、生活习惯不同，而以特定、适合的睡眠床位方向与自己的身体相协调为最佳，这样的床位方向最益于助眠。

何谓自我催眠术

所谓催眠术，一般认为，是指在完全自愿的条件下，由催眠专家或医生采用的刺激人的视觉、听觉、触觉等方法而引起的睡眠状态。这种睡眠状态与普通睡眠不同，相当于一种梦幻状态或恍惚状态，此时只引起大脑皮层不完全抑制。这时，受术者的思想和精力集中到某一点上，难以产生别的思维和感觉，特别容易接受暗示，即预先肯定的某种事实或指令，进而影响受术者的行为和感觉，以达到调整机体功能、舒畅情怀、解除病痛等目的。据脑电图分析，催眠处于睡眠与觉醒之间，无怪乎有人称之为梦幻状态。也有人认为，

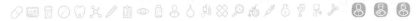

催眠状态犹如聚精会神做某件事的情景。也可以采用自我催眠术来消除失眠、多梦。

🧑 催眠术是如何进行的

（1）诱导。诱导实际上相当于一种放松入静过程。可以选择一个静悄无声、灯光昏暗柔和的房间，端坐在椅子上，双手平放于膝，选一件与眼睛水平或略高的物件（或墙上的某一点），安静而平稳地凝视着它。作深吸气，尽量屏住气，并使全身肌肉绷紧，特别是双手应用力，然后缓慢将气呼出，并逐渐放松全身肌肉，如此重复做几次。从300慢慢往回倒数，如果中途忘了，可以再从头开始，或从任意一个数开始往回数。在数数的同时，意念双脚肌肉放松，直到双脚柔软松弛几乎无知觉，然后由脚开始向上放松踝关节、小腿、大腿、臀部、腹部、胸部、双手、前臂、肘部、肩部、颈部、面部，此时上睑尽量下垂，渐渐闭合，头部也可轻缓地前倾、下垂。

（2）加深。加深即是在诱导放松的过程中进一步入静。这时，可以在脑海中重复回忆某句话或某物，或者，想象着某种可以使自己大脑平静下来的场面。比如，可以想象着自己处在一个充满人群和商店的大厅中，随即踏上升降梯，飘飘然来到另一个四周安静无人、光线柔和的地方，仿佛这里除了自己以外再无别人，在这里，身体一会儿漂浮，一会儿下沉，直到达到理想的深度。或者，想象自己淋浴在毛毛细雨之中，雨珠轻轻地从自己头上往下淋，身体逐渐漂浮起来，若有若无，好似进入美妙的仙境。

（3）指令。指令也就是为达到某一目的而不断地重复某一字句，或者，告诫自己平时意欲去做而又难以做到的事。比如，您想减肥，想使自己达到理想的体形和体重，这时，您可以想象自己站在一面大镜子前，在镜子里，可以见到自己焕然一新的、十分理想的形象，您不断地告诫自己："如果我达到了那种理想的体重，会显得更精神、更美丽。一旦我体内的营养够了之后，我就不会再有饥饿感，不再多吃东西了。这样，我就会保持美好的体形和充沛的精力……"国外有人买了自我催眠术磁带，试图用来减肥。据说，有人当天晚上录音还没听完便睡觉了，第二天吃午饭时，虽然觉得很可口，但只吃了平常的一半量就饱了，并有一种从未有过的感觉，被认为是催眠术所起的作用。有人坚持在几周内每天做两次自我催眠术，结果是，可以在放松入静时给自己留下这样的指令：我置身于一个宁静、舒适、优雅的环境中，一切烦恼忧愁都不会到这儿来打扰我，我将美美地睡上一觉，睡得那么香甜，待我醒来时，一切疲劳和痛苦都会消失。从此，我再也不会受失眠或梦中惊恐的困扰了。

（4）苏醒。苏醒就是从恍惚中复苏过来。尽管一般人从恍惚中复苏过来不会太困难，但专家们还是告诫人们，在催眠一开始时，就应想好怎样复苏。可能用磁带作催眠、指令、复苏，或者事先准备好一个闹钟或定时器之类的东西，以免进入"沉睡"。还可以采用自我复苏的方法，心里想着：当我慢慢地从一数到五时，我便会从恍惚中苏醒过来。数一时，我身上的肌肉开始复苏，和清醒时一样；数二时，我就能听到四周的声音；数三时，我的头可以渐渐抬起；数四时，我的头脑越来越清醒；数五时，我便可以睁开双眼，复苏如初了。

以上几个步骤，在一开始的练习中，效果也许不太理想，但只要耐心坚持，几次练习之后，便可以达到预期的效果。

风油精涂穴助眠法如何实施

有人用风油精来助眠，也是一种简便实用而有效的方法。其方法是，在两个太阳穴和风池穴涂少量风油精，头昏脑胀很快就消除而渐渐入睡。对于欲睡又睡不着者，此法尤为实用有效。

镇静催眠药的作用机制

镇静催眠药对中枢神经系统的各个部位都有不同程度的抑制作用，然而其作用部位各有侧重，其主要的药理作用和临床适应证也有区别。

一般而言，催眠药对整个大脑皮层有弥散的抑制作用，主要药理作用是催眠和较弱的镇静作用，主要用于治疗失眠和轻度的神经症。弱安定药的主要作用部位是边缘系统和间脑，能解除情绪焦虑和精神紧张，调整情绪障碍和自主神经系统的功能紊乱，主要适应证为焦虑紧张症状突出的神经症。

强安定药主要作用于脑干网状结构。网状结构的上升系统，对维持大脑皮层的兴奋性和觉醒有关；而下降系统，则与运动和行为有关。这种选择的作用，能清除病理性兴奋，减轻焦虑紧张、幻觉妄想和病理性思维等精神症状；同时，治疗剂量又不致产生深睡等意识障碍，主要适应证为精神分裂症、躁狂症等重精神病。

上述各类药物，由于作用部位有所重叠，因而药物作用也有交叉。药理作用就可能以具体药物而言，还可能因剂量而异。小剂量的催眠药具有轻度抗焦虑作用；小剂量的强安定药也具有抗焦虑作用，有些强安定药还有镇静催眠作用；较大剂量的弱安定药也可用作催眠。因此，各类药物之间还有交互作用。

治疗失眠的西药目前主要有哪几类

治疗失眠的西药目前临床上主要分为三大类。

（1）苯二氮卓类。这类药物主要有氯氮䓬、地西泮、奥沙西泮、硝西泮、劳拉西泮等。

（2）巴比妥类。这类药物主要有苯巴比妥、苯巴比妥钠等。

（3）其他杂类。如副醛、水合氯醛、格鲁米特、甲喹酮、氯丙嗪、异丙嗪等。

抗焦虑药分几类

临床上，用于抗焦虑的药物主要分四大类。

（1）苯二氮卓类。此类药物有地西泮、氯氮、奥沙西泮、硝西泮、氟西泮等。这类药物都具有抗焦虑作用、镇静作用和大剂量时的催眠作用，亦是一种有效的肌肉松弛剂和抗癫痫药物。其药物主要作用于大脑的网状结构和边缘系统，因而，产生镇静催眠作用。

（2）氨甲酸酯类。如甲丙氨酯、卡立普多等。本类药物具有镇静和抗焦虑作用，可用于失眠症，本药主要用于神经官能症的紧张焦虑状态。

（3）二苯甲烷类。如定泰乐，本类药物具有镇静、弱安定及肌肉松弛作用，并有抗组织胺作用，因而可用于治疗失眠。一般主要用于轻度的焦虑、紧张情绪激动状态和绝经期的焦虑不安等精神、神经症状。

（4）其他类。如氯美扎酮、谷维素。谷维素主要是调整自主神经功能，减少内分泌平衡障碍，改善精神、神经失调症，不仅能改善焦虑状态，对焦虑形成的失眠也有较好的作用。

除上述四大类外，还有 $\beta-$ 肾上腺素能受体阻断剂、酚噻嗪类、三环抗抑郁剂、巴比妥类和其他镇静药等，有时临床也配合运用。

临床上是怎样选择催眠药的

催眠药的作用开始时间和持续时间并不相同，这是选择催眠药的主要依据。如入睡困难的，应选择较快、较短的催眠药或弱安定药；早醒、睡眠过程浅的患者，则应选择作用持续时间较长的药物。

有躯体疾病的失眠患者，应选择副作用小、对躯体无严重影响

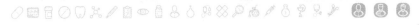

的催眠药。如巴比妥类不适宜应用于有肝、肾疾病及呼吸功能不全的患者；水合氯醛不宜用于有心、肝损害的患者；副醛因从呼吸道排出，不宜用于呼吸系统患者，又因口服对胃黏膜有刺激，胃炎及消化性溃疡病患者不宜服用。

几乎所有催眠药都会改变 REM 睡眠相的性质与时间，这种影响以巴比妥类导眠能力最大，服药后可适当减少总睡眠时间中的 REM 睡眠。大多正常人，较长时间服用抑制 REM 的催眠药，并无不良影响。某些夜间发作心绞痛或室性心律失常的患者，常于 REM 睡眠相发作。服用抑制 REM 睡眠的催眠药较久，一旦停服，可产生 REM 睡眠反跳现象，而导致失眠与夜惊。故，对这些患者选用催眠药时，最好选用对于 REM 睡眠影响较小的药物为宜，如硝西泮。

药物的交互作用，这一影响对住院内科患者来说尤为重要，特别是那些比较缓慢发生的药物交互作用影响。另外，在选择催眠药物时，还应考虑形成习惯与药物滥用的可能性，以防止出现滥用现象。

🩺 临床上是怎样选择弱安眠药的

临床应用时，可根据患者的具体症状及严重程度选择用药。以焦虑症状为主者，宜选用抗焦虑较强的药物；以入睡困难等睡眠障碍为主要症状时，应选用催眠镇静作用较强的药物；若上述两组症状同时存在，应选择兼具有两种药理作用的药物，或白天服抗焦虑作用较强的药物，晚上加用催眠作用较强的药物。一般而论，各人对同一药物的反应可以不同，故使用时不能绝对化。氟西泮与硝西泮常作为安全可靠的催眠药物。此外，三环类抗抑郁药中的多塞平，其抗抑郁作用较弱，而抗焦虑作用颇强，故有人将其归入弱安眠药项下，伴有严重焦虑的轻忧郁患者可以选用。

临床上是怎样选择强安眠药的

强安眠药如氯丙嗪、氟哌啶醇，对各类精神运动兴奋具有较好的控制作用，太尔登兼具有抗抑郁作用，三氟拉嗪和氟奋乃静对淡漠退缩、木僵违拗等症状具有一定的治疗作用。氟奋乃静、癸酸酯或庚酸酯等长效注射液，主要用于精神分裂症患者的维持治疗。这类药物主要是控制精神疾病发生而导致的不眠或失眠症。

怎样运用催眠安眠药

用作催眠时，于临睡前一次顿服。催眠药不宜长期服用，以免形成药物依赖性。不要固定应用某一种药物，特别是作用时间长的催眠药，最好能将几种药物转换使用；必要时还可将催眠药与安眠药合并应用，以增强催眠效果。

应用弱安眠药治疗神经官能症，也要给予足够的剂量和足够的疗程，疗程一般为 1 ~ 3 个月。剂量以氯氮䓬为例，服 10mg，每日 3 次；如伴失眠症，晚间的用药剂量也可增大。焦虑、不安症状突出者，可酌情增量至 20mg，每日 3 次，2 ~ 3 周后症状好转再逐渐减量。疗程不宜长，以免成瘾。

如何运用氯氮䓬治疗失眠症

氯氮䓬为苯二氮䓬类药物，是苯二氮䓬类中最先应用的药，目前其临床地位已逐渐降低。氯氮䓬口服吸收慢，4 小时内血药浓度达到高峰；肌内注射吸收缓慢而不规则，血浆半衰期 7 ~ 28 小时。该药在生物转化过程中，可产生活性代谢产物，如去甲氯氮䓬、奥沙西泮等，故长期服用有蓄积作用。该药剂型为片剂，每片 5mg 或

10mg。催眠时睡前服 10 ～ 20mg；抗焦虑、镇静时服每次 5 ～ 10mg，每日 3 次。

本药除用于失眠患者外，主要适用于伴焦虑紧张、强迫症状、胃肠功能障碍及心血管功能失调的神经官能症。老年及严重肝病患者应减量慎用氯氮䓬，老年人用药后易引起精神失常甚至昏厥。此外，本药尚有嗜睡、头昏、恶心、便秘等副作用，长期大量服用可产生耐受性并成瘾，还能加强吩噻嗪类安定药（如氯丙嗪）和单胺氧化酶抑制剂（如帕吉林）的作用，有加强中枢抑制的危险。另外，哺乳期妇女及孕妇应忌用。

如何运用地西泮治疗失眠症

地西泮属苯二氮䓬类药物。目前，临床运用极为广泛，它除有良好的催眠作用外，尚有较好的抗焦虑作用。地西泮口服吸收完全而迅速，1 小时后血浆药物浓度达到高峰；肌内注射后吸收缓慢而不规则，而静脉注射可迅速发挥作用，但作用消失也快。因此，急需发挥疗效时，应静脉注射或口服。口服地西泮后 6 ～ 12 小时，血浆药物浓度再次出现高峰，这是由于，有相当部分地西泮进行肝肠循环所致。地西泮的血浆蛋白结合率很高，在体内主要被肝药酶代谢为多种活性产物，如去甲地西泮及奥沙西泮，它们仍然具有类似地西泮的药物作用。地西泮及其代谢产物主要由肾排泄，连续用药，其代谢产物可在体内蓄积，停药后 1 至数周，体内仍存在。地西泮有片剂和针剂两种剂型，片剂有每片 2.5mg 和 5mg 两种，镇静催眠时每晚睡前服，每次 5 ~ 10mg；抗焦虑、镇静时用，每次 2.5 ~ 5mg，每日 3 次。注射剂为 10mg/2ml，镇静催眠时，肌内注射每次 10 ~ 20mg；快速催眠时，静脉注射每次 10 ~ 20mg，静脉注射时要缓慢进行。

地西泮药毒性小，安全范围大，临床运用较为广泛。除治疗失眠症外，还用于治疗焦虑症、各种神经官能症、癫痫、肌肉痉挛等疾病。本药副作用少而轻，治疗量连续给药，常见的副作用为嗜睡、头昏、乏力等；大剂量时偶可致共济失调（即走路不稳）。因此，高空作业、驾驶员及精密工作者应慎用。过量急性中毒，可出现运动失调、语言不清、肌无力，甚至昏迷和呼吸抑制。滥用或大剂量长期服用地西泮可产生成瘾性、耐受性和习惯性，如久用停药可发生戒断状态，如失眠、兴奋、焦虑、震颤，甚至惊厥，也可发生戒断性精神病。地西泮可从乳汁中排泄，故此，哺乳期妇女应慎用，以免造成乳儿嗜睡。

如何运用硝西泮治疗失眠症

硝西泮属苯二氮卓类药物。为第一个主要用作催眠药的苯二氮卓类药物，其催眠作用尤为显著。本药口服易吸收，12 小时内血药浓度达峰值，血浆半衰期为 20 ~ 31 小时。由于本品消除较慢，连续服用可在体内蓄积，属中效类安眠药。本品口服后 30 分钟入睡，维持 6 ~ 8 小时。本品为片剂，每片 5mg，催眠成人用每次 5 ~ 10mg，睡前服；老人与儿童（1 岁以上每次）2.5 ~ 5mg，睡前服用。

本品除用于催眠外，还具有镇静、抗焦虑、抗惊厥和中枢性骨骼肌松弛作用。其不良反应较少，服用催眠剂量，次晨醒后可有思睡及轻微头痛。大剂量可引起患儿黏液及唾液分泌增加，老年患者易出现眩晕、肌无力、运动失调、精神错乱、噩梦、激动、失眠等。长期应用可产生依赖性。重症肌无力患者、妊娠早期禁用。老年人、肝功能不全及呼吸系统功能障碍患者慎用。服用期间避免饮酒，不可驾驶车辆和操作机器。

解梦为何可以治疗失眠症

经典的精神分析治疗包括自由联想、梦的解析、阐释与移情四种手段。梦的解析是让患者详细报告梦的内容及梦的情绪感受，对梦中的情节进行回忆与联想，找出与梦中情节有关的情况，梦者与梦中人物的关系，根据这些收集到的资料，结合做梦人的经历与人格特征，对其做出合理的分析与解释。由于梦—心理反应—失眠三者相互关联，而正确的解梦不仅改善了其梦者的异常心理，而且由于心理上的平衡使失眠症状也随即消失，因此说，解梦对失眠症的防治也具有特定的临床意义。

为何暗示疗法与催眠密切相关

暗示疗法就是运用暗示作用的积极方面以治疗疾病的一种方法。而扰乱人的心理、行为以及人体生理机能的消极的暗示常常导致心身障碍、心身疾病。暗示疗法必须使患者进入催眠状态，然后医生借助言语暗示，用以消除患者的病理心理和躯体障碍，这就是暗示疗法的关键所在。因而说，暗示疗法与催眠密切相关。

暗示治疗可以在两种场合下进行：一种是不经任何催眠过程，而在完全觉醒状态下进行暗示治疗；另一种是使患者进入催眠状态，然后进行暗示治疗。促使患者进入催眠状态的方法有多种多样。

（1）药物诱导法。用2.5%硫喷妥钠或5%～10%异戊巴比妥钠

0.5g 稀释后作静脉缓慢注射，患者出现深而规则的呼吸，但保持能和医师对答交谈。

（2）言语诱导法。在光线暗淡的治疗室，患者安静地躺在床上，两手下垂，全身松弛，双目凝视正前方某一物体，然后医生用单调、重复而坚定的言语对患者说："手脚放松，闭上眼睛，慢慢睡吧，手脚无力，眼皮发重，就要睡了。"

（3）也可用单调重复的滴水声、节拍声作"催眠曲"，使患者慢慢进入催眠状态。

在催眠状态下，大脑皮层处于抑制状态，过去的经验被抑制，失去了对新刺激的鉴别批判力。因此，在催眠状态下，新刺激具有极大的征服力，患者处于明显受支配的地位，遗忘的经验可能再现，压抑的情感可获释放，流露的想法较真实，医生的言语刺激、安慰、保证、疏导有不可抗拒的力量，从而获得积极的治疗效果。这种方法使心身疾病患者在催眠状态下改善情感，而且也改善或改变了患者的失眠伴随症状。

🔋 如何应用行为疗法治疗失眠症

行为疗法主要有如下几种，可单独应用，也可综合运用。但都要求患者长期坚持，一般要进行 1 ~ 3 个月以上。

（1）刺激控制疗法。主要适用于严重入睡困难的慢性失眠患者。这些患者因入睡困难往往上床较早，试图强迫自己早早入睡，但实际上却事与愿违，越想早点睡就越睡不着，焦虑烦躁，以致恶性循环，甚至彻夜不眠。刺激控制疗法的目的，就是要用重新建立上床与睡眠的关系来纠正入睡困难。这种疗法要求患者不要早上床，只有在困意来临时才上床，如果上床后 15 ~ 20 分钟内不能入睡，则要起床到其他房间去活动活动，看书、看电视、织毛衣、做家务等，但要避免进行使人高度兴奋的活动，如下棋、打扑克等，当再次感到困倦时再上床，如 15 ~ 20 分钟内仍不能入睡，则再起床活动，如此反复，直至入睡。进行刺激控制疗法时，严禁患者在床上从事各项活动，但性活动不受限制。

（2）睡眠限制疗法。主要适用于那些夜间常常醒来或睡眠断断续续的严重慢性失眠患者。这类患者首先要对自己平时的睡眠进行评估，获得每晚睡眠的平均小时数，然后，把自己在床上的时间限制在这个数值。例如，估计平均每晚睡 4 小时，就规定自己每天 2 时上床，6 时起床。数天后，当每晚在床上的大部分时间为睡眠时间时，开始增加床上时间，改为 1 时半上床，仍为 6 时起床。当床上时间又大部分为睡眠时，再次提前半小时上床，以增加床上时间，这样逐渐达到正常睡眠时间。睡眠限制疗法要求患者每天早上在规定时间起床，即使夜间睡眠不好，也要按时起床，中午不要午睡。

（3）松弛疗法。适用于各种原因引起的入睡困难或夜间醒后难以再睡的失眠，既可用于偶尔发作的失眠，也可用于慢性失眠症，对伴有焦虑的失眠症效果更好。松弛疗法通过逐步放松精神和肌肉，诱发入睡，大多数患者在实施松弛疗法的过程中就睡着了。

初学者要学会放松肌肉的技术。首先，体会一下放松的感觉：紧握右手拳头，并持续 5 ~ 7 秒钟，注意体验有何种感觉，尤其是体验不舒适感；接着，很快将手放松，注意紧张与放松之间有什么差别，好好地享受一下肌肉松弛的滋味，持续 15 ~ 20 秒钟，此时可有手臂温暖感。在了解放松感觉后，再练习不经紧张而直接放松肌肉和自然地放松全身肌肉。

掌握放松肌肉技术后，就可以用于治疗失眠症。方法是：晚间上床或夜间醒来难以入睡时，放松精神，排除一切杂念，把全部的感觉集中在肌肉放松过程上，并注意享受这种平静而舒适的滋味；对放松的肢体有一种连动也不想动一下的感觉。一般可按左肩、左臂、左手、左手指、右肩、右臂、右手、右手指、胸、背、腰、臀、左大腿、左小腿、左脚、右大腿、右小腿、右脚、头、面、颈的顺序进行，这一过程做得越细致越好。完成全部放松所需的时间不受限制，依个人具体情况而定，但不宜过快，重点是体会放松的感觉。

在放松肌肉时，默念某些话如"我累了，浑身都没有力气，需要休息""紧张消除了""松…松…松…""完全松弛了"等，有助于放松过程。当你尝试松弛疗法时，自然会体会到该疗法的妙处，将不会再因入睡困难而烦恼。

对于特别顽固的失眠患者，可以综合运用上述3种方法。具体做法如下。

①建立每天最小睡眠量，不要过早上床，仅在有睡意时才上床，而每晨起床时间保持一致。

②上床前不要进行兴奋性较强的活动。

③不要在床上从事非睡眠性活动如看电视、阅读、进食等。

④如15分钟内不能入睡，则离开床，当有睡意时再睡。

⑤白天不午睡。

⑥上床后或夜间醒后进行精神和肌肉放松练习。

⑦病情好转后，可逐渐延长睡眠时间，直至恢复正常睡眠。

在实施行为疗法时，要求在下午和晚间不喝浓茶和咖啡；酒精可破坏睡眠结构，导致夜间觉醒增多，所以嗜酒者要尽量减少饮酒量。

特别严重的失眠患者，在实施行为疗法的开始阶段，可应用少量镇静催眠药如地西泮等，一周后逐渐减量，直至完全停用，以便用行为疗法完全取代药物治疗，最终达到治愈失眠的目的。

森田疗法为何能治疗失眠症

森田疗法是 20 世纪初日本心理学家森田正马提出的。森田认为：所谓神经质症是神经症的一部分，是由于患者对事、对人、对己过分敏感而产生的某些精神症状，而由于又不能摆脱，故此，给学习、工作和生活造成障碍。患者大多有一种疑病素质，有很强的求生欲望，并追求完善，追求舒适，常对自己的健康状况过分担心，因此，常把自己的正常变化如心跳快些、肠鸣多些误认为病态，而集中精神注意这些表现，并因此而焦虑和紧张，这样使不适的感觉进一步增强，导致各种主观症状越来越明显。这种"恶性循环"，就是森田所说的"精神交互作用"。

森田认为，要打破这一精神交互作用，同患者说理是徒劳的，而比较有效的办法是劝患者接受症状，"听其自然"。治疗要点如下。

（1）做详细的身体检查，排除各种躯体疾病。

（2）帮助患者克服害怕心理，以心情平静地去学习、工作和生活。即使感到不适，也要坚持，坚持就会好转。

（3）不要过分注意自己的症状，不要向亲人、同事诉说，亲人也不听、不回答患者的种种病诉。

（4）患者要接受症状，而不要企图排斥它。

这些特点概括为7个字，即不怕、不理、不对抗。也就是说：顺其自然。

森田疗法适用于强迫症、疑病、焦虑及某些恐惧症，而这些疾病往往伴有严重的失眠症，故此森田疗法可用于治疗失眠症。

如何改善因轮班而造成的失眠症

要根据生产的特点和性质，调整不适应昼夜节律的轮班方式，制订合理的换班制度。而目前比较科学的轮班方式是：早班、中班、夜班各1～2天，然后休息1～2天。这样的轮班方式，使工人有可能形成一个比较固定的动力定型，有利于机体的适应。夜班后如能休息2天，则能比较彻底地消除疲劳。

如何预防脑力劳动过度而造成的失眠

关于最佳用脑时期，从神经细胞发生联系所需的传递物质之一乙酰胆碱的释放水平来看，以清晨最高。与脑活动有关的肾上腺皮质激素释放节律，一般以早晨3时为最高峰，在维持一段时间的高水平后，8～9时开始下降，一直到下午4～5时为最低潮，入夜10时以后又上升。可见最佳用脑时期在上午10时以前。

每位脑力劳动者都有自己的用脑习惯，持续下去就形成人为的节律，所谓的"动力定型"。最忌的是经常打乱节律，生活工作杂乱无章，时间不随个人意志支配安排，经常受到冲击和干扰。这样不仅使脑力劳动节律打乱，还会造成失眠等不良的后果。因此，选择好最佳脑力劳动时间和时限，是防治脑力劳动者失眠症的最有效方法之一。

合理用脑可注意以下几点。

（1）掌握自身"生物钟"变化规律。有人早晨特别精神，有人晚上才能集中精力，应选择精力充沛、精神集中的最佳时刻，全力用脑，做到暂时"与世隔绝"，尽可能使学习工作环境宁静，以免受噪声干扰，脑中产生多个兴奋灶相互竞争、排挤，影响效率。

（2）保证大脑活动节律。受生理条件所限，用脑须做到有张有弛，有劳有逸，忌打疲劳仗。

（3）饱饭后或饥饿过度，忌学新课题，以免因脑供血不足而使效率下降。

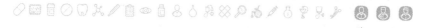

（4）用脑时，忌饮酒吸烟。酒能抑制大脑的高级功能活动；烟叶中的一氧化碳和血液中的血红蛋白结合，影响携氧能力。

（5）动静结合。静坐过久，会使大脑血液和氧气供应不足，运动可以加快血液循环，提高用脑效率。

（6）情绪乐观稳定。愿人人都能学会科学、合理、快节奏、高效率地用脑，讲究用脑卫生，防止用脑过度，才能达到防治用脑过度而导致的失眠等症候群的出现。

（7）高考前夕的考生们，禁忌用减少睡眠时间和放弃体育锻炼的方法来增加复习时间。因为良好的睡眠是消除脑细胞疲劳，增强智力的重要手段。生理学家用实验证明：睡眠时脑细胞能对白天学习的各种知识加以储存、整理和记忆，对智力进行修复，促使脑细胞能量的恢复。如果睡眠不足，大脑昏昏沉沉，脑细胞仍处在混乱无序状态，智力得不到恢复，就会影响脑细胞的思维和记忆力，还会降低考生们的自信心。因此，应考期间每天要保持8～9小时的睡眠时间。此外，为缓解高考前的紧张与压力，还应注意适当的体育锻炼，预防脑细胞因过度兴奋而产生焦虑、紧张的不良心理状态，以促进睡眠，保证考生有良好的身心状态以投入考前复习和高考。

（8）合理补充营养。由于过度用脑不仅使脑细胞能量消耗增加，还会出现脑细胞血液及氧气供应不足的现象。而脑细胞本身对氧气及氧料供应就十分敏感，因大脑细胞的耗氧量占全身耗氧量的 20% ～ 25%，若氧气和血液供应不足，就会影响脑细胞的代谢过程和能量的供应，使脑细胞出现疲劳而使工作效率降低。因此过度的用脑（如高考前复习及考试等）比平时要消耗的营养更多，故要充分合理地补充营养，以保证机体的营养平衡，以防止因营养补充不及而造成的失眠、工作效率下降。

怎样治疗妇女更年期失眠症

妇女更年期综合征患者最易伴发失眠症，这是因为由于大脑皮层内抑制过程减弱，体液中促激素及儿茶酚胺类水平提高，以致体内内分泌及自主神经功能紊乱，因此而产生精神神经症状症候群，除失眠多梦以外，还常有多愁忧虑、抑郁状态、易激惹、悲观失望或焦虑不安等。治疗这样的失眠症以及失眠症所伴随的症状，一般要从几个方面进行治疗。

（1）心理治疗。心理治疗一般分为个别心理治疗和集体心理治疗。临床上一般均采用个别心理疗法，医生和患者进行个别交谈，用解释、鼓励、说明等方法以达到减轻症状或清除症状，促使患者恢复健康，使患者了解更年期是一个正常的生理阶段，对健康影响不大，而且这些症状很快就会消失或适应，从而使患者能正确对待疾病。按患者的知识水平，选择适当的内容，使之了解病情，解除顾虑，保持精神愉快，情绪稳定。由于心理障碍的减轻，其失眠症状也会随之减轻。

（2）药物治疗。治疗更年期失眠的药大体分为镇静催眠药、抗焦虑药及抗抑郁药三类，其中以抗抑郁药运用最为广泛，而多塞平则应用更为普遍。多塞平具有强大的抗抑郁和抗焦虑作用，而且副作用较轻，该药不仅对失眠有显著的改善作用，还对更年期焦虑状态、情绪忧郁、紧张不安及各种躯体不适和自主神经功能紊乱等均有满意的疗效。患者服药后不仅睡眠改善显著，而且在短时间内即感到情绪愉快，焦虑减少，且长期服用，无严重的不良反应。每片25mg。轻症患者，口服每日2～3次，每次25mg，亦可每日1次；睡前1～2小时服25mg可诱导患者迅速入睡。

（3）中医中药治疗。中医中药对更年期失眠症的治疗具有较好的效果。

（4）体育疗法。积极参加太极拳、太极剑、气功、健脑体操等，根据病情有选择地学习、坚持锻炼，不仅利于健康的恢复，更能改善失眠状态。

（5）物理疗法。特定的理疗设备与器械，对于改善更年期患者的失眠症及全身症状均有良好的效果，可酌情选用。

👤 如何治疗神经衰弱伴发的失眠症

治疗神经衰弱性失眠症，可从以下几个方面着手。

（1）一般措施

①多参加一些有益于怡情养性的活动，如旅游、听音乐，参观花展、画展，钓鱼等。或学会种花、养鸟、养鱼等，并逐渐养成习惯，有利于改善失眠状态。

②坚持参加适当的体育活动，如剑术、太极拳、练站桩功或静养功，都有益于改善神经衰弱所带来的失眠症。

③从小就有意识地培养坚强的性格和健康的体魄，则有助于预防本病的发生。对于生性懦弱、胆小之人尤为重要。

（2）饮食调护

本病除应忌用辛辣、生冷及烟酒茶外，一般无特殊。而下列食疗方法不仅能改善失眠症状，更能改变其恶性循环。食疗方有以下几种。

①龙眼猪脑。龙眼肉 30g，猪脑一只，清炖加冰糖服用。

②五味鸽蛋。五味子 50g 煎汁；鸽蛋 30 枚，煮熟去壳后放入五味子汁中略煮，然后浸泡在汁中 2 天。每次吃鸽蛋 3 枚，一日 1～2

次，可连服 2 周。每次食前煮沸一下。

③枣仁莲子粥。酸枣仁 9g，莲子 20g，粳米 100g，煮粥加糖少许。可常吃。

④甘麦大枣汤。小麦 30g，大枣 10 枚，甘草 6g，煎汁服用。可连吃一段时间。

⑤桑葚大枣汤。桑葚 15g，大枣 50g 煮汤吃。每日 1 次，连服 2 周为一疗程。

⑥珍珠汤圆。珍珠粉 0.3g，枣泥 50g 拌匀，加糖适量，包入糯米粉中做成汤圆 20 个。用沸水下汤圆吃，每次 10 个。可作早点，经常吃。

⑦玫瑰蜜炙羊心。玫瑰花 30g 煎汁去渣，加入蜂蜜 50g 调和。将羊心一只洗净切成块状，放入上汁中浸 1 小时，然后用钢签或竹签穿上羊心块，置炉火上慢慢烤。在烤的过程中，时将玫瑰蜜汁涂于羊心上，羊心熟透即趁热食用。可分 2 次服完。

⑧两仁酥。将核桃仁和花生仁等量捣碎，混匀后加糖做成酥糖块。每次吃 30～50g，每日 1 次。

⑨水牛角莲子茶。水牛角片 10g，莲子 15g，加水煮成一小碗，加冰糖少许。睡前服，吃莲子喝汤，有安眠作用。

⑩浼佛手片 6g，丹参 15 克 g，核桃仁 5 个，白糖 50g。先将佛手、

丹参煎汤去渣，核桃仁、白糖捣成泥，入药汤中再文火煮10分钟服食，每日2次，连服数日。适用于肝气郁结者。

⑪猪瘦肉250g，莲子30g，百合30g。共放入砂锅内加水煮汤，调味服用。每日1次，连服数日。适用于心脾两虚者。

⑫浮小麦50g，甘草8g，百合15g，红枣5枚。加水适量煮汤服，每日1次，连服3～5天。适用于肝肾亏虚者。

⑬肉苁蓉15g，精羊肉100g，大米100g，细盐适量，葱白2根，生姜10g。分别将羊肉、肉苁蓉洗净切细，先用砂锅煎肉苁蓉取汁，入羊肉、大米共煮，待煮熟后，入盐、葱、姜煮为粥。每日1次，隔日服用1次，连服数日。适用于肾阳不足者。

⑭沙参、玉竹各15g，粳米60g。将沙参、玉竹用布包好，用粳米煮粥食。每日1次，可连服5～7天。适宜于阴虚火旺者。

⑮鲜桑葚1000g（干品500g），蜂蜜300g。将桑葚洗净加水适量煎煮，每30分钟取煎液1次，加水再煮，共取煎液2～3次；合并煎液再以小火熬浓缩，至较黏稠时加蜂蜜，至沸停火，待冷装瓶备用。每次1汤匙，以开水冲服，每日2次，连服6～7天。适用于阴虚火旺者。

（3）心理治疗

（4）对症治疗

本病大多经恰当的食疗及一般调节和心理治疗后均可获满意疗效，一般可不使用西药。若失眠、焦虑症状严重者，可酌用溴化钠、地西泮等，或适当辅以谷维素、维生素 B_1、高维灵、浓维磷补汁等神经营养药。

（5）中医中药

中医中药对防止神经衰弱而造成的失眠症，不仅疗效好，而且方法也较多。

如何治疗手术前后患者的失眠症

首先要向患者简单地介绍麻醉及手术施行方案和安全措施，以消除其思想顾虑。对于术前失眠者在解释工作无效的情况下，可给予口服催眠药，或加安定药，以使其能安眠休息。一般情况欠佳，如年老、体弱及病情较重者，用药剂量应酌减；年轻体壮，情绪高度紧张或甲亢患者，用药剂量应增加。一般给中效类安定药即可。而术后失眠症的关键因素是疼痛和被迫体位。术后的疼痛一般是可以耐受的，只要正确地引导及疏导，术后由于疼痛或体位造成的失眠症，随着时间的延长逐渐会改善的。

如何运用心理疗法治疗因疼痛而引起的失眠症

（1）催眠法。催眠法的突出作用是激活调整输入的控制过程，从而可以解除某些类型的慢性疼痛。催眠的方法按其形式分为集体和个别两种，按其属性又分为自我催眠和他人催眠，临床上常用的是个别他人催眠法。使用时间可根据不同的对象采用不同的方法。催眠前首先要进行暗示测定，选择暗示性较高的病例，并使患者充分了解催眠的目的和步骤，消除其紧张情绪，以取得很好的配合。治疗在光线柔和、暗淡、安静的治疗室中进行。让患者平卧于床上保持沉静，使全身肌肉放松。令患者双目注视一个指定的物体，几分钟以后，治疗员用柔和、单调的语气反复暗示。一旦患者进入催眠状态，可以通过交谈来了解正被遗忘的创伤体验，从而消除其症状；或根据患者的病情特点，给予明确暗示，使其有所遵循，借以获得积极的治疗效果。治疗结束后，则要通过结束性暗示，逐渐解除催眠状态。当此法不易使患者进入催眠状态或患者不会做时，应辅以药物疗法，以达到催眠状态。催眠暗示治疗次数不宜过于频繁，每周 1 ~ 2 次，每个疗程一般为 6 ~ 12 次。

（2）松弛法。在引起焦虑的刺激存在时，造成一个抑制焦虑的反应，就能削弱刺激和焦虑之间的联系。教育患者首先松弛肢体的一组肌肉，然后做到全身松弛，这种方法主要用于消除紧张和焦虑，打断"焦虑—肌肉紧张—进一步焦虑"所形成的恶性循环。焦虑必然伴有肌肉紧张，当患者与这种情绪状态有相对应的松弛反应时，焦虑的情绪就随之减轻，这是由于松弛的心理状态对焦虑起到了条件性抑制作用。松弛疗法可使交感神经活动降低，氧耗减少，心率、呼吸变慢，解除患者的焦虑、恐怖，所以有助于疼痛的缓解。

（3）生物反馈法。这是利用生物反馈仪器，把个人在通常情况下不能意识到的心理生理过程反映出来，并能进行随意控制和自我调节。也就是借助各种专门仪器，把各种自身生物学变化的信息，如血压、心率、体温和脑电节律等进行记录，并将这些信息转变为易于理解的信号，如声、光、仪表的指针等直接而又连续不断地反馈给患者，使患者能够觉察到当时体内的变化。患者利用这种信号去有意控制某些病理过程。生物反馈是以正常的生理功能作为客观标准，通过仪器将体内反馈的信息和客观标准进行比较，最后达到变不随意控制为随意控制的目的。意识和无意识之间，随意和不随意之间，均存在着神经的联系通道。有研究表明，如对紧张性头痛，用肌电反馈训练紧张性头痛患者松弛额肌，经4～8周训练，患者可随意控制额肌的肌电活动，使头痛缓解。

（4）音乐法。音乐可影响人们的身心和行为。悦耳的音乐对神经系统是良性刺激。由于音乐的速度、旋律、音调和音色的不同，能使人们表现出兴奋、抑制，起到降低血压及镇痛的作用。

（5）暗示法。心理治疗中有很多场合要利用暗示（包括语言暗示和非语言暗示），暗示就是认识作用不加批判地接受，受暗示的人的行为与动机不是由自己形成的意见和信息所产生的，而是受旁人影响的结果。暗示疗法是通过语言或运用姿态、表情及环境衬托，使患者不经逻辑判断，直接接受医务人员给他的观念，来消除症状的治疗方法。医务人员的权威性、知识性和治疗力量是进行暗示的重要条件。暗示都是利用注意力高度集中，造成意识狭窄，批判力下降而起作用的。因此，暗示的形象和权威的简短有力的词句，可以顺利通过已减弱的大脑皮层功能区和自主神经系统联系起来，以调整内脏和整个机体的功能。

例如，当一名患者受伤后，医生和护士热情接诊、慎重地检查伤情，用暗示的语言说明伤情不重，未伤及重要部位，伤口不深，组织损伤很少，此处未有重要的神经和血管，出血不多，彻底清创包扎，术后不会感染，患处也不会疼痛。患者对自己的伤情有所了解，能顺利地接受医护人员对伤口的处置，术后疼痛就会减轻很多。

（6）解释疏导法。凡是患者有疑问之处应热情耐心地加以说明，避免和患者发生冲突。通过解释工作让患者对自己的疾病产生正确的认识，从而可能形成自我控制。另外，对患者要进行正确的疏导，让他把心里压抑的痛苦、感受和不幸遭遇倾吐出来，以消除积郁。患者诉说的内容通常是一些怨恨、委屈或内心感到的不安而又无处可诉，一旦向医护人员倾吐完毕，往往症状减轻，因此，医护人员要以同情、耐心、谅解的态度听取患者的叙述。根据患者的诉说，科学地、有针对性地加以诱导，为做好心理治疗创造有利条件，从而改善由疼痛引起的失眠症。

如何防治老年人失眠症

（1）清心寡欲，随遇而安。面对这些恶性刺激，应当通过提高自身的意识修养，泰然处之，将不良影响降低到最小限度，通过自我调节，创造良好的睡眠环境。

（2）重视打盹，时时"充电"。由于身体素质下降，老年人不可能再有青年时期较长时间的深睡了，打盹，便成了老年人常见的补充睡眠方式。这种"积零成整"储备精力的睡眠方式，完全可以恢复精力。如果你不抓住"打盹"前的睡意，放弃这种"充电"，时间一长，则会使你疲惫不堪。当然，这种打盹随时都可出现，你在客观条件许可时，应尽量满足自己的这种睡眠要求。不过，在这种几分钟、半小时或更多一点时间的打盹时，应注意防寒，避免感冒；同时，还应靠在某一稳固的地方，采取舒适的姿势，以免在打盹中跌倒，造成意外伤害。当然，老年人的睡眠，绝不是只靠打盹所能代替和满足的，放弃打盹或只靠打盹，对身体或情绪都是无益的。

（3）药物治疗，食物调养。对某些已在睡眠和情绪间形成恶性循环的老年人来说，仅仅清心寡欲，随遇而安和"重视打盹"，时时充电不能解决问题，需要在医生指导下，进行包括药物治疗在内的综合治疗。例如服用地西泮、氯氮䓬等镇静剂，或服用一些神经营养药和神经调节剂，如维生素 B_1、谷维素之类。也可在中医师指导下，采用补气益血、填精补髓、安神益智等中药治疗，也许效果更好，临证可选用"人参养荣丸""金匮肾气丸""柏子养心丸"或"龟灵集""八珍益母丸"等中成药，也可根据病情使用"朱砂安神丸""酸枣仁汤"等汤药治疗。另外，如海参、淡菜、鱼类、甲鱼、核桃等食物，枣仁猪心汤、枸杞粥、参芪粥和沙参桂圆羹等食疗方剂，均对老年人睡眠有较大的帮助。

治疗失眠症的单方

（1）桂枝甘草汤。桂枝、甘草末各等份，每次 5 ~ 10g，睡前 30 分钟白开水送服。

（2）琥砂散。琥珀末 10g，朱砂 1.5g。两药充分和匀，分成 10 包，每晚睡前，用饭皮粘住药粉吞服 1 包。

（3）桑葚糖浆。取桑葚干品 50g，经水提浸膏配成糖水剂 250ml（每日剂量），每晚睡前服，5 日为一疗程。

（4）蝉蜕饮。取蝉蜕 3g，加水 250g，武火煮沸后再文火缓煎 15 分钟。睡前饮用，连用 3 日。该法不仅治成人失眠症，有养心安神之功，还能疗小儿之夜啼。

（5）二夏汤。半夏、夏枯草各 30 ~ 60g。水煎，于晚上睡前 1 小时服。袁昌华运用该法治疗不寐 62 例，结果总有效率达 92%。

（6）陈伯涛验方。法半夏、夏枯草各 10g，生地、白芍、女贞子、旱莲草、丹参、合欢皮各 15g，生牡蛎、夜交藤各 30g。用法：睡前 1 小时服头煎，夜间醒后服二煎；夜间不醒者次日早晨服二煎。同时睡前温水洗脚后，自行按摩双侧涌泉穴各 15 分钟。

（7）丹参注射法。丹参注射液、脑活素各 20ml，分别加 5% 葡萄糖 250ml 静脉注射，每日 1 次，14 天为一疗程。周建宣等运用该法治疗 35 例，有效率达 94%。

（8）丹参穴注法。丹参注射液 4ml，选取双侧足三里穴，局部常规消毒后，取 6 号注射针头，分别于双侧足三里及配穴注射丹参注射液 1ml。每日 1 次，7 天为一疗程。适用于各型失眠。

（9）安寐散。朱砂 3 ~ 5g，于睡前用橡皮膏贴涌泉穴。主治顽固性失眠，多梦不宁。

（10）首归注射法。首归注射液，每次 2 ~ 4ml，肌内注射，每日 1 ~ 2 次。用于血虚不寐。

（11）合欢注射法。合欢注射液，每次 2ml，每日 2 次，肌内注射。用于心悸不寐。

（12）李柱林验方。炒枣仁 30g，乌梅 10g，半夏 10g，夏枯草 15g。水煎，睡前服，一般服用一周之后便可安然入睡。

（13）手心敷药方。生龙骨 20g（研细），珍珠粉 4.5g，琥珀末 5g，三药合调拌匀，装瓶备用。用法：每天以 3 ~ 4g，加少量鲜竹沥调湿，分为 2 份，用 2 层纱布包妥，入睡前，将药分别置于手心（劳宫穴），外用胶布固定，并用手指轮流缓慢按压药 30 ~ 50 分钟，每分钟按 40 ~ 60 次。夜间可留药，于次日晨取下。20 天为一疗程。

（14）敷脐法。珍珠层粉、丹参粉、硫黄粉、冰片各等量，装瓶备用。用法：取上药适量混匀，纳入脐窝，使与脐平，胶布固定即可。

5～7天换敷1次。适用于各种失眠症。

（15）敷贴法。吴茱萸9g，米醋适量。将吴茱萸研成细末，米醋调成糊状，敷于两足涌泉穴，盖以纱布，胶布固定，每日1次。适用于心肾不交型不寐。

（16）热熨法。新青皮1块。青皮置于柴火上烘热，趁热熨擦两眼之上下眼睑。每次进行20分钟左右，每日1次。适用于各型不寐。

（17）湿敷法。磁石20g，茯神15g，五味子10g，刺五加20g。用法：先煎煮磁石30分钟，然后加入其余药物再煎30分钟，去渣取汁，将纱布浸泡于药汁中，趁热敷于太阳穴及前额，每晚1次，每次20分钟。适用于各型失眠。

（18）花生茎尖煎。取鲜花生茎尖30g，用沸水150ml冲泡，每晚睡前1小时服。用于各种失眠，一般2～3日即可见效。

（19）枣仁双藤方。炒枣仁粉1.5～3g，夜交藤、鸡血藤各15～30g。二藤水煎，夜晚睡前送服枣仁粉。适用于各种失眠症。

（20）加味半夏汤。法半夏12g，高粱米30g，夏枯草10g，百合30g，酸枣仁10g，紫苏叶10g。水煎，睡前服用。用于各种失眠。

（21）安眠外贴灵。将黄连、肉桂按一定用量比例加工制成外用膏剂，以敷双侧涌泉穴为主，48～72小时换药1次，10次为一疗程。适宜于各型失眠症。

（22）丹硫膏。丹参 20g，远志 20g，石菖蒲 20g，硫黄 20g，上方共研细末，瓶装备用。用时取药末适量加白酒调成膏状，贴于脐中，再以棉花填至与脐平，用胶布固定，每晚换药 1 次。适用各种失眠症。

（23）珍丹硫黄散。珍珠层粉、丹参粉、硫黄粉各等量，上药混合备用。用时每次取药粉 0.25g，填于脐中，外贴胶布，每天换药 1 次，连用 3 ~ 5 天为一疗程。适用于各种失眠。

（24）调神糊。朱砂安神丸或归脾丸、补心丹适量。每次取上方 10g（或 1 丸）研末或捻碎，加适量醋调成糊状，睡前敷于脐部，外用胶布封固，每晚 1 次。适用于神经衰弱而引起的顽固性失眠症。

（25）菖蒲郁金散。菖蒲、郁金、枳实、沉香、炒枣仁各 6g，朱砂、琥珀各 2g，上药共研细末，混匀备用。每次取药末，填敷脐中，滴生姜汁适量，外用纱布、胶布固定，24 小时换药 1 次，连用 7 天。适用于顽固性失眠症。

治疗失眠症的药茶及药帽法

（1）药茶法

①安神茶。煅龙齿 9g，石菖蒲 3g。将龙齿研碎，石菖蒲切碎，每日 1 剂，水煎代茶饮。本方有宁心安神之功，适用于睡卧不宁、

不眠多梦等症。

②柏子仁茶。炒柏子仁15g，将本品炒香为度，然后轻轻捣破，开水泡饮。本品有养心安神、润肠通便之功，适用于血虚心悸、失眠盗汗等症。

③菖蒲茶。九节菖蒲1.5g，酸梅肉2枚，大枣肉2枚，红砂糖适量。先将菖蒲切片，放茶杯内，再把大枣、酸梅和糖一起加水烧沸，然后倒入茶杯，代茶而饮。本方有宁心安神、芳香辟浊之功，适用于平素心虚胆怯，突受惊吓，而致惊恐心悸、失眠健忘等症。

④麦饭石茶。取麦饭石颗粒10～20g，溶于100ml水中，浸泡24小时后，代茶饮，1个月为一个疗程。

（2）药帽法

①磁朱帽。磁石20g，朱砂20g，六曲10g。上药共研细末，做成帽子，令失眠患者戴于头顶，连续使用，直至失眠消失。

②朱砂安神帽。朱砂、生地、黄连、当归、甘草各10g。将上药共研细末，做成帽子，令失眠患者戴之，可连续使用，直到病愈。本帽亦适用于心神不安、心烦多梦患者。

③灵砂帽。灵砂30g，研为细末，做成帽衬，置于帽内，令心神不安、失眠患者戴于头顶上。

用于治疗失眠症的单味中药

（1）酸枣仁

种属：为鼠李科落叶灌木或乔木酸枣的成熟种子。

性味归经：甘、平。归心、肝经。

功效：养心安神，敛汗。

主治：失眠，属心肝血虚而引起的。

用法：酸枣仁 15～30g，捣碎，水煎，每晚临睡前顿服。

（2）柏子仁

种属：为柏科常绿乔木植物侧柏的种仁。

性味归经：甘、平。归心、肾、大肠经。

功效：养心安神，润肠通便。

主治：用于血不养心所引起的虚烦不眠等症。

用法：柏子仁 5g，水煎，晚上临睡前顿服。

（3）远志

种属：为远志科多年生草本植物远志的根。

性味归经：辛、苦、微温。归肺、心经。

功效：宁心宁神，祛痰开窍，消痈肿。

主治：用于心神不安、失眠健忘等症。

用法：远志 3g，水煎，晚上睡前顿服。

（4）合欢皮

种属：为豆科落叶乔木植物合欢或山合欢的树皮。

性味归经：甘、平。归心、肝经。

功效：安神解郁，活血消肿。

主治：用于情志所伤而引起的虚烦不安、失眠健忘等症。

用法：合欢皮 10g，水煎，晚上睡前顿服。

（5）首乌藤

种属：为蓼科多年生草本植物何首乌的藤。首乌藤又名夜交藤。

性味归经：甘、平。归心、肝经。

功效：养心安神，通络祛风。

主治：用于治疗失眠伴发多汗、血虚等症。

用法：首乌藤 9 ~ 15g，水煎，晚上睡前服用。

（6）苦参

种属：为豆科植物苦参的根。

性味归经：苦、寒。归肝、肾、大小肠经。

功效：清热燥湿，利尿散结，佐以安神。

主治：用于湿热证引起失眠烦躁等症。

用法：取苦参 500g，加水煎取 3 次浓缩至 1000ml，加入适量葡萄糖；成人 20ml，小儿 5 ～ 10ml，睡前服。疗效较佳。脾胃虚寒者忌服。

（7）百合

种属：为百合科植物百合的鳞茎。

性味归经：甘、苦。归心、肺经。

功效：润肺止咳，清心安神。

主治：用于阴亏或热病后期虚烦不眠等症。

用法：百合 15 ～ 50g，水煎，睡前顿服。

（8）朱砂

种属：为六方晶系辰砂的矿石。

性味归经：甘、寒。归心经。

功效：镇心安神，清热解毒。

主治：用于心火亢盛所致的心神不安、惊悸不眠等证。

用法：0.3 ～ 1.0g，研末睡前冲服。

（9）磁石

种属：为天然的等轴晶系磁铁矿的矿石。

性味归经：辛、咸、寒。归肝、心、肾经。

功效：潜阳安神。

主治：用于阴虚阳亢所致的烦躁不宁、失眠等症。

用法：10 ~ 30g，水煎，睡前顿服。

（10）龙骨

种属：本品为古代哺乳动物的骨骼化石。

性味归经：甘、微寒。归心、肝经。

功效：镇静安神，平肝潜阳。

主治：用于阴虚阳亢而致的心神不安、心悸失眠等症。

用法：10 ~ 30g，水煎，睡前顿服。

（11）琥珀

种属：为古代松科属植物的树脂，埋藏地层中经多年转化而成。

性味归经：甘、平。归心、肝、膀胱经。

功效：定惊安神，活血散瘀。

主治：用于心悸不安、失眠多梦诸症。

用法：1.5 ~ 3g，研末，睡前冲服。

（12）延胡索

种属：为罂粟科多年生草本植物延胡索的块茎。

性味归经：辛苦，温。归肝、胃经。

功效：活血，行气，止痛，安神。

主治：用于各种疼痛而引起的失眠症。

用法：1.5 ~ 3g，研末，睡前冲服。该药属新用的范围，对于催眠有较好的效果，而且随剂量的增加而催眠效果加强。

（13）珍珠母

种属：为蚌科等贝类动物贝壳的珍珠层。

性味归经：咸、寒。归肝、心经。

功效：平肝潜阳，清肝明目。

主治：用于肝阴不足、肝阳上亢所致的失眠等诸证。

用法：15 ~ 30g，宜久煎，睡前服。

用于治疗失眠症的中成药

（1）三宝丹

药物：熟地、山药、玄参、山萸肉、鹿茸、菟丝子、杜仲、人参、灵芝、当归、麦冬、菊花、丹参、赤芍、五味子、砂仁、龟板等。

功效：阴阳双补，清脑养心。

主治：肾气亏损所致的失眠多梦等诸症。

剂型：胶囊，每粒 0.3g。

用法：口服，1 次 3 ~ 5 粒，每日 2 次。

（2）天王补心丹

药物：丹参、当归、石菖蒲、党参、茯苓、五味子、麦冬、天冬、地黄、玄参、远志、酸枣仁、柏子仁、桔梗、甘草、朱砂。

功效：滋阴养血，补心安神。

主治：用于心阴不足、失眠多梦等诸症。

剂型：大蜜丸，每丸10g；小蜜丸，水蜜丸。

用法：口服，大蜜丸，1次1丸；水蜜丸，1次6g；小蜜丸，1次9g，每日2～3次。阳虚寒盛、湿热内蕴者忌用。

（3）孔圣枕中丹

药物：龟板、龙骨、远志、菖蒲等。

功效：宁心安神，益智固肾。

主治：心肾不足所致失眠多梦、神志不宁、健忘、惊悸不安等症。

剂型：丸剂（蜜丸或水丸）。

用法：口服，1次3～9g，每日2次。

（4）朱砂安神丸

药物：朱砂、黄连、地黄、当归、甘草。

功效：清心养血，镇惊安神。

主治：用心火亢盛所致心神不宁、失眠多梦等症。

剂型：大蜜丸，每丸重9g；水蜜丸；小蜜丸。

用法：口服，大蜜丸，1次9g；水蜜丸1次6g；小蜜丸1次9g，每日1～2次。

（5）血府逐瘀丸

药物：当归、地黄、赤芍、红花、桃仁、枳壳、甘草、川芎、牛膝、桔梗。

功效：活血逐瘀，行气止痛。

主治：用于瘀血内阻所致的失眠多梦等症。

剂型：蜜丸，每丸重9g。

用法：口服，每次1～2丸，每日2次。忌食辛冷。孕妇忌服。

（6）安神补心丸

药物：丹参、五味子、石菖蒲、合欢皮、菟丝子、墨旱莲、女贞子、首乌藤、地黄、珍珠母。

功效：养血滋阴，安神镇静。

主治：用于心悸失眠、健忘等症。

剂型：浓缩丸，每15粒重2g。

用法：口服，每次15粒，每日3次。

（7）安神定志丸

药物：茯苓、茯神、人参、远志、石菖蒲、龙齿。

功效：补气养血，安神定志。

主治：惊恐不安，睡卧不宁，梦中惊跳怵惕等症。

剂型：蜜丸，每丸重6g；小蜜丸。

用法：口服，蜜丸每次1丸，每日3次；小蜜丸每次9g，每日2次。

（8）刺五加片

药物：刺五加。

功效：益智，补肾，安神。

主治：用于脾肾阳虚而致的失眠多梦等症。

剂型：片剂，每片0.3g；冲剂，每袋27g。

用法：口服，片剂，每次5～8片，每日1～3次；冲剂，每次12g，每日2～3次。

（9）柏子养心丸

药物：柏子仁、党参、黄芪、川芎、当归、茯苓、远志、酸枣仁、肉桂、五味子、半夏曲、甘草、朱砂。

功效：补气，养血，安神。

主治：用于心气虚寒而引起的失眠多梦等症。

剂型：大蜜丸，每丸重9g；小蜜丸；水蜜丸，每粒重1g。

用法：口服，大蜜丸每次1丸，小蜜丸每次9g；水蜜丸每次6g，每日2次。肝阳上亢者不宜服用。

（10）养血安神丸

药物：首乌藤、鸡血藤、熟地黄、合欢皮、墨旱莲、仙鹤草。

功效：滋阴养血，宁心安神。

主治：用于阴虚血亏而引起的失眠健忘、睡眠多梦等症。

剂型：浓缩丸，每100粒重12g 片剂，每片重0.25g，每瓶装100片。

用法：口服，浓缩丸，每次 6g，每日 3 次；片剂，每次 5 片，每日 3 次。脾气虚、大便溏软、感冒发热者勿服。

（11）磁朱丸

药物：磁石、朱砂、六神曲。

功效：镇心，安神，明目。

主治：由心肾阴虚、心阳偏亢而引起的心悸失眠等症。

剂型：小蜜丸、糊丸。

用法：口服，小蜜丸每次 3g，每日 3 次；糊丸每次 6g，每日 2 次，饭后开水送服。

（12）癫痫宁片

药物：马蹄香、甘松、石菖蒲、钩藤、牵牛子、千金子等。

功效：镇静、安神。

主治：失眠，癔症，癫痫。

剂型：片剂，每片重 0.3g，相当生药 3g。

用法：口服，成人每次 1.2 ～ 1.8g，每日 2 ～ 3 次。儿童酌减。

（13）健儿乐

药物：甜菊、竹叶卷心、钩藤、山楂、白芍、鸡内金等。

功效：清热平肝，清心除烦，健脾消食。

主治：用于心肝热盛、脾失运化所致小儿夜惊夜啼，夜眠不宁等症。

剂型：颗粒剂，每瓶 3g；冲服剂，每袋 10g（两种规格含药量相同）。

用法：口服，因年龄大小而遵医嘱用。

（14）安神补脑液

药物：淫羊藿、何首乌、红枣、干姜等。

功效：健脑安神，生精补髓，益气养血。

主治：阴阳两虚所致的失眠、健忘等症。

剂型：每支 10ml，每盒 10 支。

用法：口服，每次 5 ~ 10ml，每日 2 ~ 3 次。

（15）眠安康口服液

药物：人参、白术、远志、茯神等。

功效：益气健脾，安神定志。

主治：心脾两虚所致的失眠等症。

剂型：每支 10ml。

用法：口服，每次 5 ~ 10ml，每日 2 ~ 3 次。

（16）甜梦口服液

药物：刺五加、党参、枸杞子、砂仁、泽泻、法半夏等。

功效：益气补肾，健脾和胃，养心安神。

主治：脾肾亏虚而引起的失眠健忘等症。

剂型：每支 10ml。

用法：口服，每次 10 ~ 20ml，每日 2 次。

中药浴足安眠法的现代机制与方法如何

人足有人体心脏的某些重要特征，号称人体"第二心脏"，是人体重要的组成部分。现代解剖学告诉我们，人足由 26 块骨头、33 个关节、20 多条肌腱和 100 多条韧带组成，足掌上有数百条神经末梢与大脑相连，它们与人体脏腑之间有着特定的联系，而五脏六腑在足部亦有相应的投影。早在 1917 年美国医生菲特兹·格拉德就提出人体区带反射理论和人体区带反射图，并创立了足反射疗法，这些都是特定联系的有力证据。再从中医学观点来看，足掌上满布各种常见腧穴达 65 个之多，它们联结人体内部经络，直达主管思维功能的"心"，浴足无异于浴"心"。基于上述认识和理论，足见中药浴足安眠法其理论皆根源于中医学和西医学科学。中药浴足安眠法药物作用为：含有有效药物成分的药液在浴足时，在适当的温度下，经过一定时间，渗入足部的毛孔，药物的有效成分作用于足部神经，促使血管扩张，从而使脑部血液下流，解除脑部血液充盈状态，导致大脑神经放松，进而进入抑制状态。用中医学的观点解释，可视为药液刺激足部穴位，通过经络达于"心"，起到安神作用。总之，通过上述过程，可形成良好的生理睡眠，而良好的生理睡眠又反过来改善大脑的神经功能，以缓解因大脑功能调节的暂时性紊乱而导致的失眠症。

中药浴足安眠法操作十分简单。患者在每晚洗足之前，将浴足药物溶于开水之中，大约2~3分钟后，再将溶液倒入洗足水中，使洗足水温保持在30℃~40℃，或使双足能耐受的程度，然后将双足在药物中搓洗。每晚洗足25分钟左右，至下肢及背部微有汗出，然后擦干双足即可入睡。照此法坚持月余，多数患者的睡眠质量得到改善。因睡前洗足是人们的一种卫生习惯，此法不给患者带来麻烦和痛苦。此疗法取得疗效后，仍需继续坚持3个月至半年，直到痊愈不再复发为止。田继胜曾用上述方法临床观察300例患者，有效率达100%，治愈率达75%以上，未见任何副作用。

治疗失眠症常用的验方

（1）验方之一

药物：炒枣仁 10g，麦冬 6g，远志 3g。

功效：养阴安神，清心除烦。

主治：用于虚烦失眠等症。

用法：水煎，于晚上睡前顿服。

（2）验方之二

药物：酸枣树枝（连皮）30g，丹参 12g。

功效：宁心安神，活血养血。

主治：用于血瘀所致的失眠、头痛等症。

用法：水煎 1 ~ 2 小时，分两次于午休及晚上临睡前各服 1 次，每日 1 剂。

（3）验方之三

药物：丹参 15g，五味子 6g，远志 3g。

功效：宁心安神，养血滋阴。

主治：心血亏虚所致的失眠症。

用法：水煎，午休及晚上睡前各服 1 次。

（4）验方之四

药物：夜交藤 10g，生地 10g，麦冬 6g。

功效：滋阴安神，清心除烦。

主治：阴虚火旺所致的失眠症。

用法：水煎，于午休与晚上临睡前各服 1 次。

（5）验方之五

药物：朱砂 0.6g，琥珀 0.9g。

功效：重镇安神，镇心定惊。

主治：适用于心神不安所致的失眠。

用法：研末，睡前吞服。注意不可久服。

（6）验方之六

药物：北秫米 30g，半夏 10g。

功效：和胃宁神，燥湿化痰。

主治：用于胃有痰浊，胃气不和所致的失眠。

用法：水煎，睡前服。

（7）验方之七

药物：核桃仁、黑芝麻、桑叶各 30g。

功效：清肝养阴，活血宁神。

主治：适用于老年人动脉硬化、头晕失眠、眼目昏花者。

用法：上药共研捣为丸，每丸 3g，每日 2 次，每次服 3 丸，温开水吞服。

（8）验方之八

药物：珍珠母、石决明、淮小麦、夜交藤各 30g，合欢皮、赤芍各 15g，黄芩、柏子仁、朱麦冬、丹参各 9g，沙参 12g。

功效：平肝潜阳，宁心安神。

主治：用于肝阳上扰、心神不宁而致的顽固性失眠症。

用法：水煎服。

（9）验方之九

药物：太子参 20g，50% 酒精和 60% 酒精各 15ml，酸枣仁、五味子各 30g。

功效：补气活血，养心安神。

主治：适用于心慌乏力、失眠者。

用法：太子参 20g 水煎 3 次，浓缩至 20ml。五味子 30g 加 50% 酒精 15ml，酸枣仁 30g 加 60% 酒精 15ml，两药各浸 7～10 天，取上清液，三液混合后再加糖浆 30ml，每次 15ml，每日 2 次。

针刺治疗失眠症的方法

（1）百会透前顶法

选穴：百会穴。

方法：使用32号1.5寸毫针，常规消毒后，将针快速刺入帽状腱膜下，然后再将针向前顶穴方向平行刺入1.2寸左右。施抽气法，即用爆发力向外速提，但速提时针最好不动，至多提出一分许，连续3次后再缓慢地将针进至原处。行针2分钟，使针留滞24小时。隔日1次，3次为一疗程，疗程间休息1天，连用3个疗程。

主治：顽固性失眠症。

（2）水五针法

选穴：主穴为百会、四神聪穴。配穴：心脾两虚型配心俞、脾俞、三阴交；心胆气虚型配心俞、胆俞、阳陵泉；心肾不交型配心俞、太溪；肝郁气滞型配肝俞、太冲。

方法：患者安静仰卧，取百会穴，常规消毒，医者立于患者头前，拇食指持32号毫针以15度夹角，逆督脉循行方向，沿头皮与颅骨骨膜间快速进针，平针刺1寸左右。四神聪穴与百会穴进针方向及深度均相同，即逆督脉循行方向，深度要求在1寸左右。留针30分钟，每隔10分钟行针1次，以捻转手法为主，配穴均不留针。隔日1次，

10次为一疗程，连用三个疗程，疗程间休息3~5日。

主治：各种失眠症。

（3）针刺配合涌泉贴敷法

选穴：百会穴、四神聪穴。

方法：首选百会穴，向前横刺，进针1寸，施均匀快速左右捻转手法，持续2分钟，间隔10分钟，再行前法，反复3次，令患者带针48小时。百会起针后，继针刺四神聪，均向前横刺，进针1寸，以提插手法，做到轻、匀、快，操作2分钟，间隔10分钟，再施前法，反复3次，令患者带针24小时。起针后再针百会如前法。9天为一疗程。

贴敷法：选涌泉穴，取珍珠粉、朱砂粉、大黄粉、五味子粉适量混匀，每次3g用鲜竹沥调成糊状，均分两份，集中涂于5cm×5cm大小的医用胶布上，贴于左右涌泉穴，每晚睡前贴1次，连用9天为一疗程。

主治：重症失眠症。

（4）调肝安神针刺法

选穴：主穴取内关、三阴交、太冲、神庭、四神聪。随症配穴：肝风内动者加风池、风府；痰湿内盛者加中脘、天枢；阴虚火旺者加太溪、侠溪；心脾气虚者加心俞、气海、足三里。

方法：酌情补泻，或平补平泻，留30分钟，每日1次，10次为一疗程，连续两个疗程。

主治：中风后不寐症。

（5）针灸法

选穴：主穴为申脉、照海（均两侧）。配穴为心脾两虚者加百会；心肾不交者加涌泉（双侧）；肝火上扰者加行间（双）、风池（双）。

方法：选用26～28号长1～1.5寸毫针。申脉穴进针时针与皮肤成45度角，斜向内向下刺入1寸许。照海穴以同样角度，斜向外下方刺入1.2寸许。行间穴垂直进针0.5寸许。风池穴进针时针尖向看对侧眼球方向刺入1寸许。运用提插和捻转相结合的补泻手法。申脉穴用泻法，照海穴用补法，行间穴用泻法，风池穴用平补平泻法而且提插幅度宜小。每穴留针40分钟，每10分钟行针1次。百会穴和涌泉穴用艾条行温和灸法，每次灸一侧涌泉，每次30分钟，每天灸两次（包括睡前施灸一次）。治疗时间均选下午2～6点之间。每天1次，10天次一疗程，疗程间隔2～3天，连用1～6个疗程。

主治：失眠症。

（6）辨证针刺法

选穴：心脾两虚选心、肝、脾、肺、肾、胃、胆俞，均为双侧；脑髓失调选印堂、百会、安眠（双）；心血不足选脾俞、足三里、隐白、神门，皆为双侧；心肾不交选三阴交、太溪、心俞、肾俞、神门，皆为双侧；胃失和降选足三里、丰隆、胃俞，皆取双侧，四神聪；肝胆郁热选风池、丘墟、行间、期门、神门皆取双侧。

方法：根据虚实辨证情况，采用补法或泻法，或平补平泻法，不留针或留针 10 分钟，每日 1 次，6 次为一疗程。

主治：各种失眠症。

（7）背俞穴挑治法

选穴：取心俞、脾俞、肾俞为主穴。肝气不疏加肝俞（均双）。

方法：常规消毒，用三棱针刺至皮下组织，连续挑动组织纤维并挑断数根，挤出少量乳白色浆液，干棉球压迫，纱布固定。每次取一侧，双侧交替使用，每周 1 次，3 次为一疗程。

主治：顽固性失眠症。

耳压治疗失眠症的方法

（1）压王不留行籽法

选穴：主穴为心、神门、皮质下。配穴为肾、肝、胃。

方法：耳廓皮肤用 75% 酒精消毒、待干，用耳穴探测仪或弹簧探棒探测取准穴位，用 $0.7cm^2$ 的医用胶布将王不留行籽固定在所选用穴上。嘱患者将拇指放在耳廓后面，食指和中指放在耳廓前面，按压所贴耳穴，每天 3 ~ 4 次，睡前必按压 1 次，使其出现酸、胀、痛、热等得气感。隔 2 天治疗 1 次，两耳交替使用，5 次为一疗程。

主治：各种失眠症。

（2）按捏王不留行籽法

选穴：主穴为神门、心、脑点。心脾两虚配脾；肝火上扰配肝、胆；胃气不和配胃、脾；阴虚火旺配肾。

方法：王不留行籽压贴方法同上例，每日按捏 2 ~ 3 次，每次 3 ~ 5 分钟，隔 1 ~ 2 日换药 1 次。10 次为一疗程。

主治：各种失眠症。

（3）冰片压耳法

选穴：主穴选神门、缘中、皮质下、交感、垂前、失眠。心脾两虚配心、脾；肝郁血虚配胰、胆、肝；心肾不交配心、肾；胃气不和配胃；痰热内扰配胰、胆、肺；心虚胆怯配心、胰、胆；阴虚火旺配肾；高血压配窝上；喘息者配屏尖；眼干涩者配眼；耳鸣、耳胀者配耳中；前额及双鬓角痛配太阳；健忘或睡态不稳配百会；枕后痛配风池。

方法：主穴分为 2 ~ 3 组，交替使用，每次取主穴 2 ~ 3 穴，配穴 3 ~ 4 穴，均双侧，3 ~ 4 日更换 1 次，6 次为一疗程。压用方法同前王不留行籽法，把王不留行籽换成冰片，嘱患者于饭后及睡产半小时各按揉 40 次。顽固性失眠者可在耳背对应点对压。

主治：各种失眠及顽固性失眠。

（4）绿豆压耳法

选穴：基本穴位为耳尖、神门、心、枕、皮质下区、神经衰弱区、利眠区、神经衰弱点。随症配穴为：心脾两虚配脾、小肠；心肾不交配肝、肾；心气虚配肝、胆；肝郁气滞配三焦、肝；肾阳虚配精宫、内分泌、肾；胃失和降配胃、脾、三焦。

方法：基本方法同王不留行籽用法，将绿豆的光滑面对准穴位，半个绿豆的粗糙面对住胶布面。贴压后，嘱患者每日自行按摩耳穴 3 ~ 5 次，每次使耳廓发热为宜。每贴 1 次，保持 3 ~ 5 天，休 1 日再贴，6 次为一疗程，可用 1 ~ 3 个疗程。

主治：神经衰弱导致的失眠症。

（5）耳压、揿针、毫针法

选穴：主穴为心、神门、脑、枕、肾。肝郁化火配肝区，心胆气虚配胆区；心脾亏损配脾区；肾虚配内分泌区。

方法：轻症用王不留行籽压丸法，留丸 1 ~ 2 天，自行按揉 3 ~ 5 次，每次 3 ~ 5 分钟；中症用揿针法，埋针 2 日，睡前揉按 3 ~ 5 次；重症用毫针法，留针 30 分钟，10 分钟行针 1 次，1 ~ 2 日针 1 次。

主治：各种失眠症。

推拿按摩治疗失眠症的方法

（1）点、足、体综合手法

方法：施术者先开天门，即从印堂直上至上星，反复10次，再点按攒竹、鱼腰、太阳、四白、迎香、安眠诸穴，约10分钟，接着用两手大鱼际分抹前额3分钟，轻抹眼球2分钟；再接下来是头两侧足少阳胆经循行区域，持续3分钟。足底按摩：先全足轻揉，擦抹数遍，约3分钟，再选择肾上腺、肾、输尿管、膀胱、垂体、头部、甲状腺、肝区等反射区重点按揉10分钟，最后找出其足底敏感点加强刺激5分钟。体表穴位点按：神门、内关、足三里、三阴交、心俞、肝俞、脾俞约5分钟。10天为一个疗程，连续运用三个疗程，每两个疗程间隔3天。

（2）按摩七法

方法：七种方法分别为抹法（术者双拇指腹从患者印堂依次分抹至双太阳穴）、揉眉手法（双拇指腹点压印堂穴并沿眉弓向两侧对揉至太阳穴）、抹眼球法（双拇指点压睛明穴，然后分别抹上下眼睑）、压三经法（先用双拇指腹从印堂穴压至百会穴，然后从眉中穴向头顶压至百会穴水平，3条直线以次按压）、点十四孔法（用双拇指腹从印堂穴依次点压睛明、迎香、人中、地仓、承浆、大迎、颊车、下关、耳门、听宫、听会、翳风、太阳穴，以上各点压3遍）、扫散法（用一手拇指偏峰推角孙穴，自耳前向耳后直推30次，两侧交替进行）、指疏法（双手五指指峰从头正中线快速上下分疏至两侧颞部，反复操作20次后，点压风池穴，拿颈后大筋、肩井约2分钟）。最后重复前五种手法3分钟。共治疗6~20次。

（3）穴位推拿法

方法：患者俯卧位，取心俞、膈俞、肝俞、脾俞、胃俞、肾俞，用推、柔、按手法。患者仰卧位，先推、按、摩膻中、中脘、气海、疏胸及两侧胁部，按足三里；再按、抹太阳、印堂、上星、头维、百会。患者坐位，拿风池、肩井、合谷，搓两肩至两胁。每日1次，10次为一个疗程。

（4）头面部推拿合足底按摩法

方法：患者仰卧位，术者先用右手拇指轻揉百会200次，再用双手拇指由印堂至上星至百会交替推5~6次，共4分钟；双拇指自印堂起向内外依次点揉晴明、鱼腰、丝竹空、太阳、四白等穴，共3分钟；患者坐位，术者右手5指均匀张开，中指吸定印堂穴，其余4指对称吸定鱼腰及头维穴，通过腕关节及前臂的摆动，均匀地向后摆推，至风池上，并点按风池，反复4~5遍，共5~6分钟。足底按摩，着重点按肾、膀胱、垂体、头部、甲状腺、肝、胃肠、腹腔神经等反射区，约 1.5 分钟。每日 1 次，10 次为一个疗程。

（5）足部健康法

方法：患者仰卧，全身放松 5 分钟。取足部必须反射区：肾上腺、肾脏、腹腔神经丛、排尿管、膀胱、尿道；重点反射区：腹腔神经丛、三叉神经、小脑、大脑、脑垂体、心、小肠、性腺；辅助反射区：肾上腺、肾脏、排尿管、膀胱、尿道、颈椎、甲状腺、眼、胃、肝、肋、骨、淋巴结、肩胛骨、横膈膜。酌用点、刮、搓、揉、按、拔等手法，重点反射区按摩 2～5 遍。每次 30 分钟，6 次为一个疗程，连用 2～3 个疗程。

（6）经穴自我按摩法

方法：每晚临睡前用热水（水温 38℃～45℃）泡脚 30 分钟，然后向足趾方向推搓双侧涌泉、三阴交穴各 360 次。侧卧，用足背足心分别推、搓、摩、擦对侧涌泉、三阴交穴各 100 次，然后推、搓、揉、按对侧的足背向足趾间皮肤，以局部皮肤热胀舒适为宜。均治疗 20 次。

（7）额三线法

方法：前额及头顶前半部，印堂至百会为一线，眉中（双侧）至百会穴为二线。点按时，患者取坐位，术者先将右手掌把住患者脑后枕部，左手拇指指腹开始点按一线，然后再点按二线，每线反复进行 3 遍，点按时要点点相连，不留空隙，力由轻到重，每线点按时速均为 1 分钟左右。平均治疗 11 次。

（8）抑制—兴奋手法

方法：抑制手法要求轻柔连续，选从印堂开始依次揉攒竹、鱼腰、四白、太阳、上星、百会、四神聪、安眠点、风池诸穴，10～15 分钟；抹眼球、分抹前额各 2 分钟，按揉头两侧足少阳胆经等区域 3 分钟，最后按揉曲池、神门、内关、睡眠点、足三里、三阴交 8～10 分钟。兴奋手法要求相对重、快、短，先依次按揉印堂、百会，振按太阳、风池诸穴 3～5 分钟，再用指端叩击头皮三经（督脉、膀胱经、胆经）然后拿捏风池、肩井，按揉厥阴俞、心俞、肝俞，最后拍打背部膀胱经，共约 4～6 分钟。治疗 5～41 次。

第 5 章

康复调养

三分治疗七分养，自我保健恢复早

如何掌握不同季节的睡眠时间

根据中医学理论，春夏宜晚睡早起，每天需睡 5 ~ 7 小时；秋季宜早睡早起，每天需睡 7 ~ 8 小时；冬季宜早睡晚起，每天需要睡 8 ~ 9 小时。顺应自然界生长化收藏的规律。

阳光充足，天气炎热的日子，睡眠时间短；气候恶劣的天气，如下雨天，气温较低的冬季，睡眠时间长。随地区海拔增高，睡眠时间稍有减少；随纬度的增加，睡眠时间稍有延长。

如何才能睡好午睡

（1）不要饭后即睡。刚吃了午饭，胃内充满了食物，消化功能处于运动状态，如这时午睡会影响胃肠道的消化，不利于食物的吸收，长期这样会引起胃病；同时，也影响午睡的质量。

（2）注意睡的姿势。正确的姿势是将裤带放松，便于胃肠的蠕动，有助于消化。而一些人习惯或迫于条件所限，在午饭后坐在椅子上或沙发上打盹，也有的趴在桌子上午休。这样不但休息不好，而且有碍健康。趴坐而眠者，有时会感到头晕、头痛、耳鸣、视物模糊和面色苍白，需要一段时间才能逐渐恢复。这是因为，当人们睡眠时，心脏收缩力减弱、心跳减慢、血压下降，以致流经脑部的血液相对减少，若是趴坐而眠，体位关系而使脑部血液进一步减少，从而导致上述一系列不适，特别是中午饱食之后，其症状尤为显著。另外，趴在桌上午睡，上半身的重量压在胸部，会导致呼吸不舒畅，增加心肺工作量；手臂垫衬在头面部下，造成手臂和头面部血管受压，时间一久会使手臂麻木，甚至还可影响美容；趴坐而眠，周身的肌肉不能得到很好地放松，不利于消除疲劳。因此，午休之时应当平卧休息，如果条件不允许，可睡躺椅休息。

（3）时间不宜过长，以1小时为宜。研究认为，人的睡眠分浅睡眠和深睡眠两个阶段，是周期性循环交替。一般人在入睡80～100分钟后，便由浅睡眠进深睡眠阶段，这时大脑的各中枢神经的抑制过程加深，脑组织中许多的毛细血管暂时关闭，流经脑组织的血液相对减少，体内代谢过程逐渐减少，若在此时醒来，就会感到周身不舒服而更加困倦。这是由于被抑制了的大脑皮层还未解除，关闭的毛细血管还未开放，大脑出现暂时的相对的供血不足，造成一时性自主神经功能紊乱所致，这种症状短则十多分钟，长则半个多小时才能消失。就一般人而言，每个人可根据自己的职业、劳动强度、个人差异而适当伸缩，以午睡的自我感觉良好为标准来决定午睡的时间。

最后需要引起足够注意的是，午睡是人体生物钟调节的结果，只有需要午睡才睡。千万不要强迫自己午睡，更不能为午睡而服安眠药。

睡眠时什么方位好

从"天人相应"的整体观来看，睡眠的方位对人的睡眠和健康也是有影响的。现代科学认为：地球是一个大磁体，是分南北极的，而人体本身也是一个带有磁性和极性的小磁场，地球这个大磁场无时不对人体小磁场产生作用。我国唐代著名医家孙思邈在《千金要方·道林养性》中说："凡人卧，春夏向东，秋冬向西。"就是说，睡眠的方位以春夏二季，头向东，脚朝西为宜；秋冬二季头向西，脚朝东为宜，而不宜头向北卧。古人的主张的确是有一定科学道理的。从季节上来看，春夏属阳，秋冬属阴；从方位上讲，东方属阳，西方属阴。春夏之季阳气升发旺盛，秋冬之季阳气收敛潜藏，而阴气盛，故春夏之季头向东卧以顺应阳气，秋冬之季头向西卧以顺应阴气，符合中医"春夏养阳，秋冬养阴"的养生原则，且也有利于健康的睡眠。

在睡眠的方位上，古代一些养生家还主张，一年四季向东而卧，认为东方主阳气升发，四季头朝东卧，以顺应东方升发之阳气。古代有的医家、养生家认为，卧向应随四季而变化，随春夏秋冬的变化，而头朝东、南、西、北，这样也是应四时所旺之气而卧，顺乎自然规律，有一定的科学道理。但是从众多的养生家看来，采取东西卧位较好。

什么样的姿势有益于睡眠

根据古今医家研究的结果，一般人以右侧卧位为好，而不同的情况则又当别论。

古代医籍《老老恒言·安寝》中说："如食后必欲卧，宜右侧以舒脾气。"具体指出以右侧卧位为好。因为右侧卧位，使脊柱朝前弯曲犹如一张弓，四肢可以放在较舒适的位置，有利于全身肌肉的放松；人的心脏位于胸腔左侧，胃肠道的开口都在右侧，肝脏亦位于右侧季胁部，右侧卧位使心脏压力减小，有利于血液搏出，又可增加肝的供血流量，有利于肝的新陈代谢；同时，右侧卧位更有益于食物在消化道内吸收、转运，对血液的顺利运行和提高解毒及增加抗病能力都有益。所以古人主张睡姿以右侧卧位为好，与现代科学认识是一样的。

任何事物都是相对的，而不是绝对的。虽然右侧位是最佳卧姿，但也要因人而异。比如对婴幼儿，不宜长期一个姿势睡觉，如果长期右侧卧位易使头部变形，俗称睡歪了头，而应当仰卧、左右侧卧位交替。不过，婴儿吃奶或饮水后右侧卧位可预防吐奶、吐水而导致的窒息。而近些年来研究认为，小儿仰卧更益于五官的发育。对于孕妇，也不宜经常右侧卧，因为这样使子宫容易向右旋转，可压迫腹部的下腔静脉，影响血液回流和循环，不利于胎儿的发育和分娩，所以，孕妇最合理的睡姿是左侧卧位，另外，对于一些疾病患者，也不能机械地强求右侧卧位。例如：肺部和胸膜有病的患者，一般宜采用"患侧卧位"，这样既不妨碍健侧肺的呼吸，又能使患侧肺得到一定程度的休息，有利于入睡和对疾病的治疗。此外，有的研究还发现，睡姿与梦境也有一定的关系，表明睡姿与健康的身体具有密切的关系。

什么样的床益于睡眠

（1）高低适度。古人主张床铺以低为宜，而近代的床铺也都基于古人的思路。高度以略高于就寝者的膝盖为宜，这种高度便于上下床。床过高，使人易产生紧张而影响安眠；床过低，则易于受潮，使寒湿、潮湿易侵于人体，不仅易患关节炎等病，并使人感到不适，难以安卧。

（2）铺面稍大。床铺面积大，睡眠时便于自由翻身，有利于气血流通，筋骨舒展。一般单人床宽90cm，双人床宽150cm，长为180～190cm。这种规格对大多数亚洲人合适，但对于少数身高在185cm以上者就不够了，合适的长度应为身高加上20cm左右，这样才能放下枕头，并使两腿展开。

（3）软硬适中。软硬适中的床，可以保证脊柱维持正常生理弯曲，使肌肉不易产生疲劳。过软的床，则能造成脊柱周围韧带和关节的负荷增加，肌肉被动紧张，久则引起腰背酸痛；而过硬的床，增加肌肉压力，并硌得人发疼，难以入睡，睡后易醒。

由于合理的床铺有益于人的睡眠和健康，我们有必要研究一下床的学问，选择合适的床铺，改造不合理的床铺。

什么样的枕头益于睡眠

高枕对人并无益处，而适宜的枕头有利于全身放松，保护颈部和大脑，可以促进和改善睡眠。因此，选择枕头一般要注意以下几点。

（1）高度。现代研究认为，枕头以稍低于肩到同侧颈部距离为宜。枕高是根据人体颈部7个颈椎排列的生理曲线而确定的，只有适应这一生理弯曲，才能使肩颈部肌肉、韧带及关节处于放松状态，枕头过高和过低都是有害的。高枕妨碍头部血液循环，易造成脑缺血、打鼾和落枕，并不是像人们常说的"高枕无忧"；低枕使头部充血，易造成眼睑和颜面浮肿，特别是，当患有高血压、心脏病时更益选择合适的枕头。

（2）长度宽度。枕头以稍长为宜，枕头的长度应够睡眠翻一个身后的位置。枕头不易过宽，过宽则超过头颈部关节，肌肉易紧张，以 15 ~ 20cm 为宜。

（3）软硬度。枕头以软硬度适中，稍有弹性为好。枕头太硬，头颈与枕接触的相对压力增大，引起头部不适；枕头太软，则难以维持正常高度，使头颈部得不到一定支持而疲劳；枕头弹性太大，则头部不断受到外部弹力的作用，易产生肌肉的疲劳和损伤。因此，一般枕芯多选用稻谷壳、荞麦皮、木棉、羽毛片、散泡沫胶等，软硬适宜，略有弹性，对睡眠和健康都有益处。

什么样的环境益于睡眠

睡眠的环境一般有如下要求。

（1）环境安静。安静的环境是睡眠的基本条件之一。嘈杂的环境，使人心情无法宁静而难以入眠，故卧室窗口应避免朝向街道闹市或加隔音设施。

（2）光线宜暗。在灯光下入睡，使睡眠不安稳，浅睡期增多。因此，床铺宜设在室中幽暗的角落，或以屏风或隔窗与活动场所隔开，窗帘以冷色为佳。

（3）温、湿度适宜。卧室要保证温、湿度相对稳定，室温一般以20℃为佳，湿度以60%左右为宜。卧室内还要清洁优雅而利于入眠。

（4）室内空气新鲜。卧室白天应保证阳光充足，空气流通，以免潮湿之气及秽浊之气的滞留。卧室必须有窗户，在睡前、醒后宜开窗换气，睡觉时亦不宜全部关闭门窗，应保留门上透气窗，或将窗开个缝隙。氧气充足，有利于大脑细胞消除疲劳，并利于皮肤的呼吸功能。

睡前要注意哪些问题

为了保证良好的睡眠，睡前一般要注意：不宜饱餐，不宜饥饿，不宜大量饮水，不宜饮浓茶、咖啡、吸烟、饮酒，睡前不宜谈话，不宜七情过度、读书思虑，不可剧烈运动，不宜当风口而卧，不宜头对炉火等，以免造成入眠困难，或者是在睡眠中生病。

如何适应自己的睡眠习惯

由于人类社会的分工不同而分为早晨型和晚上型这两种生物节律。国外学者研究发现：在职员中，早晨型占28%，脑力劳动者晚上型占多数，而体力劳动者，半数人是"无节律"型（非节律型）。而您的睡眠习惯，关系到您第二天的精力和工作状态，所以您一定要适应自己的睡眠生物节律，也就是养成自己的睡眠习惯。

如何限制睡眠时间以帮助睡眠

有些失眠患者，为了补充足睡眠的时间，很早就上床去睡了，但这是枉费心机的，因为大部分时间仍在清醒之中，这样更不易入眠。

美国纽约州立大学睡眠研究中心的心理学家史比曼主任发明了一种睡眠限制法。一个人如果只能睡5个小时，那么，只能躺在床上5小时，因而他必须延迟上床，而且早晨仍须在同一时间起床，不论他是否还觉得困倦，而且要禁止在白天打瞌睡。这样，以后睡眠若有改善，可逐渐延长睡眠时间，直至能睡足为止。这是很值得尝试的办法。且这样限制了无效的睡眠时间，达到了正常入眠及睡眠的效率，是一种简便易行的促眠方法。

如何自我按摩助睡眠

常用的穴位，位于耳垂下方与发际交界的水平线上，以安眠、安眠1、和翳明三穴助眠效果最佳。

操作方法是：患者在每晚睡前，仰卧于床，全身充分放松，两手食指、中指和无名指分别按住两侧的安眠1、翳明、安眠三穴。右手以顺时针方向按揉，左手以逆时针方向按揉，一般按揉200次左右，以逐渐产生疲倦感和睡意。

如何进行指穴按摩助眠

就寝时以右手大拇指按左手神门穴（掌侧腕横纹的拇指一侧末端的凹陷处）5～10次，用同样的方法以左手按摩右手神门穴5～10次，然后，采取平常安睡的习惯姿势。按摩神门穴具有镇静安神的作用，配合呼吸缓缓加深，很快即可入睡。

如何进行想象放松助眠法

睡觉时取自己最易入睡的习惯姿势，并做舒适与向往的想象。譬如，想象是躺在过去经历而又令人神往的境界，或者是在海滨松软的沙滩，或是在花园的温馨草地，沐浴着温暖的阳光。全身放松，缓缓做着深呼吸。呼气延长可兴奋副交感神经，使增快的心率减慢，消除肌肉紧张，心情逐渐平静，随之即可安然入睡。

如何进行自我催眠法

自我催眠法是通过自我暗示把意念集中指向某一目的的方法。用于自我催眠的方法种类很多，如印度的"瑜伽修行法"、佛教的"坐禅观法"、西欧的"渐进松弛法"、我国的"内养气功法"等，这些都是通过自我暗示，达到催眠目的的方法。现介绍一种瑜伽修行的松弛入静法。脱下你的上衣和鞋子，解下腰带和领带，如有眼镜也请摘下，伸直身子躺在床上的褥垫上。抬起胳膊，一直超过头部。伸直双脚，尽量坚挺着全身。然后，迅速把手放到你的两胁，让全身放松。闭上眼睛，首先把精神集中在两脚的脚尖上，然后，让脚尖放松。请想象你的脚、膝盖、大腿都一一舒适地浸泡在水中，这样一来全身肌肉都放松了。接着放松背脊和两肩，然后放松胳膊、手、指头和下巴，脸上的肌肉也放松。现在，请你想象你的身体渐渐沉重起来，终于深深地陷在褥垫中。这样一来，你已感觉不到自己的重量，就这样保持两三分钟—完全放松了，心情十分舒适。请想象你是一朵云彩，一朵特别轻盈、万念俱空的、飘浮在辽阔蓝天上的云彩……

随着上述意念的不断深入，身体的不断放松，你不久即可进入睡梦中去。

如何进行单穴位按摩助睡眠

失眠患者在每晚睡觉前，坐于床前进行如下自我单穴位按摩，可帮助入眠。

（1）揉百会穴 50 次（该穴位于头部正中最高点处）。

（2）擦按肾俞至关元俞（腰部两则距中心 1.5 寸，第二到第五腰椎之间）50 次。

（3）按摩脐下气海、关元穴（脐下 1.5～3.0 寸之间）50 次。

（4）揉按足三里（髌骨下 3 寸外一指）、三阴交（内踝高点上 3 寸）穴各 50 次。

（5）擦涌泉穴（足底前 1/3 处）100 次。

上述按摩之后，仰卧于床上，做细而均匀的深呼吸 30 次，全身放松，意守丹田（上印堂、中膻中、下神厥）即可入睡。

如何进行自我放松助睡眠

自我放松催眠法有两种。

（1）平躺于床上，展开四肢形成八字形，让全身肌肉放松，然后，手脚用力三秒钟后放松。

（2）仰卧于床上，双膝屈向腹部，然后，双手用力抱膝 3 秒钟后放松，平躺四肢成八字形。

上述活动交替做 5 ~ 10 分钟，全身的紧张渐渐消除，人会感到舒适而渐渐欲睡进入梦乡。

如何运用古人的速睡法

据我国元朝的李冶所著的《敬斋古今黈主》介绍，其速睡方法为：但当睡之际，帖枕拥衾，置身安稳。然后平心定虑，存其气如黄金细线从两足跟处始发，自腿后向上行，过腰部时二合为一，冲脊上顶，至前发际；一分为二，绕黄庭穴、听会穴，横行相交于人中穴，环口贯下齿龈，复合为一，下咽喉，径入太仓穴，留于此处不动。郁勃而冲发出四道热光，其热如火。青色入肝，红色入心，白色入肺，黑色入肾。四处之气俱已满盈，然后真气下脐，入少府阴交，重又分为两支，各从下肢前侧下行，过膝下臁，至跗前，裹中趾尖，顺行通涌泉穴，重又回到足跟。这是一周循行。存想到 5 ~ 7 周，已沉沉入睡。平常甚难入睡之人，存想不过十余周，亦可酣然。李冶在文末说："金丹大药，予未敢议。但使昔昔得好睡眠，则其神通变化，与夫所谓金丹大药者，复何择哉。"

服用安眠药时应注意哪些问题

使用安眠药时，应注意以下问题。

（1）几乎所有的安眠药，长期连续使用都可产生耐受性和依赖性。在突然停药时可能会导致更严重的失眠，因此，应严格控制其使用，不要见到失眠症就先用安眠药，一般此类药物应尽量少用或短期应用。

（2）本类药物，尤其是作用时间较长的镇静催眠药，用后常有延续效应，次晨出现头晕、困倦、精神不振、思睡等。心理试验表明，患者晚间 1 次服用此类药物之后，于第二天下午，测量患者人的反应速度明显受损，本人还意识不到这种损害的存在；这对于从事机械工作的人常形成潜在危险。因此，服药的患者，不可驾驶车辆和操纵机器，以免发生事故。

（3）其他中枢抑制药物，如抗组胺药、镇痛药以及乙醇等，与本类药物合用时，能增强对中枢的抑制作用，特别是与乙醇同用时，对中枢系统有协同抑制作用，可出现严重的后果。

（4）巴比妥类和二氯醛安替比林，不能用于患急性间歇性血卟啉病的患者。

（5）对儿童使用安眠药是很不适当的，除了偶尔用于治疗儿童夜惊和梦游症之外，其他情况则一般不用；对于老年患者，则应慎重使用，因为用药之后可能会出现意识模糊。

（6）肝肾功能减退者慎用，肝功能严重障碍者禁用，尤其是巴比妥类药。

（7）哺乳期妇女及孕妇忌用，尤其是妊娠开始 3 个月及分娩前 3 个月。

安眠药药物依赖的特点

（1）耐药性。由于反复用药，必须增加剂量方能获得同样的效果。巴比妥类、某些弱安眠药有时均可产生耐药性。抗精神病药及抗抑郁症药物一般不产生耐药性。

（2）戒断症状。系指使用某些药物达到一定剂量和一段时间后，突然停药所产生的精神和躯体方面的症状。精神方面包括渴望此药、易激惹、失眠等；躯体方面包括震颤、出汗、心跳加快等。

（3）依赖性。在学习过程的基础上形成的一种行为类型，表现为一种需要，对这种需要的满足甚至比食欲、性欲或睡眠更重要。依赖性与个体的躯体、精神及社会适应有关。

（4）药物性依赖。又名药瘾或药癖，系指由于反复或持久摄入某种药物，造成对该药物的精神上和躯体上的依赖性，而耐药量也越来越大。易于产生药物依赖性的镇静催眠药有：巴比妥类、水合氯醛、甲喹酮、格鲁米特、地西泮、氯氮草等。一般而言，强安眠药不易产生依赖性，催眠药中的副醛也极少产生依赖性。

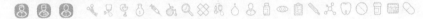

如何预防和治疗安眠药的依赖性

镇静催眠药不宜长期服用。一旦发现患者有滥用药物、多服药物或出现慢性中毒征象时更应及时停药。如果患者对药物的依赖性已经形成，且病程较长，程度较重，为避免突然停药产生戒断症状，可逐渐递减所服药物的剂量，直到安全停用；也可用作用相仿，但不易产生依赖性的药物，进行替代。氯丙嗪是良好的替代药物之一，可按氯丙嗪 25mg，相当于苯巴比妥 0.1g，或异戊巴比妥 0.1g，或甲喹酮 0.2g，或氯氮䓬 20mg 折算。先等量替代，再逐渐减量直至停药。治疗药物依赖性的最终目标是停用各种镇静催眠药物。

治疗失眠症时应掌握哪些原则

治疗失眠症时，应掌握的原则如下。

（1）找出引起失眠症状的原因，针对病因给予相应的处理。

（2）经上述处理后患者仍有失眠者，可给予催眠药，以帮助患者恢复正常的睡眠与觉醒规律。但给催眠药时，必须根据患者失眠症状特点选用催眠药。

①入睡困难者，给予作用快的催眠药，如水合氯醛、司可巴比妥、

甲喹酮等。

②觉醒早、睡不深而多醒者，给予作用时间长的催眠药，如苯巴比妥、水合氯醛、甲喹酮等。

③入睡困难，清晨思睡不愿起床，白天又觉得头晕无力者，可于白天服兴奋药，晚上服催眠药，以调整其睡眠规律。

④晚间失眠，白天不困者，可于白天服用镇静药，晚间服用催眠药进行治疗。

（3）长期服用催眠药者，不宜连续使用同一种药，而应经常更换，以免产生耐药性与成瘾性。此外，尚应定期查肝功能、血象以及尿常规，以便及时发现副作用而予以停药或给予其他处理。

（4）失眠患者于睡前半小时到一小时之间，不宜思考问题或看书等，应作适当的体力活动（如散步），避免紧张的脑力活动。

如何护理失眠的患者

（1）针对病因进行护理。失眠只是患者自己觉察到的症状，要警惕它可能掩盖着的重要疾病。为此，护士必须重视患者的主诉，询问是什么情况下开始失眠的，失眠为什么持续存在，以往是否治疗及其效果如何；同时，还应配合医生进行多方面的检查和调查。

因为失眠的原因可能在于精神疾病或躯体疾病。要针对发现的原因进行处理。如有人只要戒饮夜茶，失眠症便可自愈；有的人只要白天不睡，夜眠便立即改善。对于躯体疾病导致的失眠，要治疗疾病本身。如深夜发作的溃疡病疼痛，应于睡前吃点食物并服用止痛药；心力衰竭引起的失眠，要积极处理心衰。而大量失眠患者的原因，在于心理因素或精神疾病，需要相应的心理护理或精神药物治疗。

（2）指导患者讲究睡眠卫生。睡眠卫生对众多失眠患者均有帮助。首先，要鼓励失眠者建立有规律的休息制度，并从事适当的体育锻炼。夜间失眠，白天就应坚持不要打盹，午睡也应取消，把应该睡的觉都留到夜晚。指导督促患者早晨不管如何疲劳也要按时起床，不管精神如何不佳，仍应坚持体育锻炼，久而久之，便可显出效果来。

失眠者的晚餐要清淡，不宜过饱，忌饮夜茶和咖啡。睡前不要从事紧张和兴奋的活动；另外，热水浴、按摩均有松弛精神的作用，从而促进睡眠；平日应定时就寝，上床就关灯入睡，形成条件反射，不要养成躺在床上看书或思考问题的习惯，有些人的失眠就是由此而引起的。

要告诉患者，流行的计数催眠法实践效果不好，有些失眠者越计数越焦虑，实在睡不着时宁可起床做事，等到有了睡意再重新就寝。

应重视病室环境的布置，注意使床铺松软舒适，调节室温和光线，减少噪音；各种护理，治疗工作尽可能不在夜间进行，做到"四轻"（走路、关门窗、操作、说话），并去除各种可能引起不安全感的因素。

（3）正确服用催眠药物。失眠患者，对于催眠药物可能产生两种截然相反的态度，有些患者过分依赖药物，每晚非服不可，越用剂量越大；另一些患者又过分恐惧催眠药物，宁愿痛苦地辗转反侧，连一片药也不敢服。要告诉患者，这两种态度均是错误的。要在针对失眠的病因进行治疗和讲究睡眠卫生的基础上，指导患者间断性地合理使用催眠剂，以便充分发挥药效并减少其副作用。护士和患者都必须明确，用药的目的不是使睡眠依赖于药物，而是以药物为手段重建睡眠的正常规律。由于现有的催眠药物都可能发生药物依赖，故催眠药物要间断地应用，用药收到效果之后就要果断停药。要告诉患者，几晚睡不好觉对健康无多大影响，往往其后便出现自然的熟睡。

护士应掌握各种催眠药的作用及副作用，尽量选择理想的药物，力争用最小的剂量达到目的，并注意利用一切可能的有利因素与催眠药相配合。

服用催眠药要多饮水，过20分钟后，待药性出现时便上床熄灯安眠，而不宜上床后再服药。

👤 对长期卧床的失眠者如何进行家庭护理

（1）对疾病已到晚期，但身体功能尚未完全丧失，仍有一定活动能力的患者，应鼓励他们生活尽可能自理，讲一些其他人战胜疾病的例子，使他们感到自己还不至于完全依赖别人，生活自理和病情好转都还大有希望。

（2）只要患者思维正常，应让其知道一些家庭和单位发生的事情，以为患者不需知晓这些事，或故意封锁消息，只能更使他们牵肠挂肚。

（3）对因严重衰弱而产生无望感的人，各种安慰都可能是苍白无力的，这时坦率地与患者商谈如何安排后事，或许更能使患者安下心来。

（4）不要强求同健康人一样。白天患者休息较多，尽管夜里迟睡早醒，但是，总的睡眠时间仍与正常人差不多。因此，除非整日不眠或严重失眠者，一般无需为失眠而着急。

（5）尽量让患者生活得舒适，给患者安排适当的体位和枕头；晚上睡前给患者用温水洗脚；及时拿走床边的便壶，并在房间里点上一根卫生香，减少不佳气味对患者的刺激；在保暖的前提下，适当开窗通风；患者入睡后应关灯，如能装一只地脚灯，则对患者和护理者都很方便。

（6）睡前不要让患者吃得过饱，不要让其看情节紧张的小说和扣人心弦的电视，对难以入睡的患者，可嘱其在睡前做放松功以助入睡。

（7）对爱听音乐的患者，睡前可有选择地给听一些有催眠和镇静作用的音乐，如《平湖秋月》《独影摇红》《二泉映月》《仲夏夜之梦》《春江花月夜》等，时间为 30 ~ 60 分钟。

（8）对实在难以入睡的患者，可在睡前给其服下列任何一种药物：氟西泮 15mg，硝西泮 10mg，地西泮 10mg。

（9）对有明显焦虑的患者，可让其睡前服多塞平 50mg，既能帮助入睡，又能解除精神紧张。若因疼痛影响睡眠，则适当用些止痛药，兼有止痛和催眠之效。

安眠药是一位危险的"朋友"

（1）危害种种

①依赖性或成瘾性。一旦形成依赖，就离不开安眠药，会把它当成生活中必不可少的东西。例如，临睡前必须服用或确信床边备有安眠药以便随时服用；如果不用安眠药就难以入睡或通宵不眠，失眠比用药前更严重；可因缺药而高度紧张，而且有全身难受的感觉，

出现生理、情绪、行为以及认识能力方面的综合症状。长期服用安眠药的患者极易发生安眠药依赖性。

②记忆力减退。长期服用安眠药可使认知能力降低，记忆力和智力减退。这种情况在老年人更加明显。国外研究表明，长期服用安眠药与老年性痴呆的发病有一定的关系。

③呼吸抑制。某些老年人及肝肾功能不全的患者，对安眠药特别敏感，有时一般剂量也可引起过度镇静作用而发生意外。呼吸功能不全的人，即使小量的安眠药也有可能引起呼吸衰竭加重，甚至因严重呼吸抑制而死亡；患有阻塞性睡眠呼吸不足综合征的患者，往往因睡眠差而被当作失眠症，错误地给予安眠药治疗，结果可使病情急剧加重，甚至发生睡眠中呼吸暂停时间过度延长而死亡。

④睡眠异常。服用安眠药引起的睡眠与正常睡眠不完全相同。患者往往有噩梦多、定时早醒和白天嗜睡现象，对体力和精力的恢复均不利。

此外，长期或大量服用安眠药的人，还可出现头痛、易激动、不愿交际、口中怪味、步履不稳和共济失调等神经精神症状。

（2）防范要点

为了正确、合理使用安眠药，避免它对健康的危害，需注意以下几个方面。

①避免长期或大量使用。药物依赖性及不良反应与长期大量用药密切相关。使用安眠药的目的不是使睡眠依赖于药物，而是以药物为手段重建正常的睡眠规律。催眠药物治疗只能间断进行，用药使睡眠好转后就要果断停药，对于服用一般剂量安眠药无效的失眠症患者，必须采用其他治疗方法。长期服用安眠药的人，剂量越用越大，甚至一晚上用量达8片之多，这种大剂量必然给人体带来更大的危害，甚至导致意外。要知道几个晚上睡不好没有多大关系，往往在几晚睡不好之后，接着会出现自然的熟睡。

②切忌滥用。对偶尔发生的严重失眠，可适当少量运用安眠药；对假失眠患者，要尽量少用或不用安眠药物；对真正的失眠症，使用安眠药要权衡利弊，区别不同情况，不可以一概用药物作为催眠手段，更不能长期或超量服用。对肝肾功能不全或对安眠药高度敏感的老人，使用时要慎重，而且用量要小。有呼吸功能不全综合征的患者，禁止使用安眠药。

③失眠症要综合治疗。一个严重的失眠症患者，往往离开安眠药就不能入睡，不解决这个问题，避免长期和大量应用安眠药就是一句空话。这就需要对失眠症进行综合治疗，讲究睡眠卫生，消除不良的睡眠习惯；在小量使用或不使用安眠药的情况下，采用其他方法治疗，如中药治疗、穴位刺激疗法以及行为疗法等。在国外，

行为疗法已被广泛用于治疗失眠症。对精神紧张或焦虑明显的失眠症患者，还可加用精神松弛法。若能综合运用这些治疗方法，可使失眠症患者建立正常的睡眠规律，从而避免长期大量服用安眠药。

心理疗法为何可以治疗失眠

心理疗法又称精神治疗，是以一定的理论体系为指导，以良好的医患关系为桥梁，应用心理学的方法，通过医务人员的语言、表情、姿势、态度和行为，帮助患者了解发病的原因和有关因素；影响或改变患者的感受、认识、情绪及行为；促进机体的代偿功能，增强抗病能力，改善或消除患者的病理心理状态及由此引起的各种躯体症状，重视调整个体与环境之间的平衡，从而达到治疗目的。心理因素在失眠症发病中占据重要的地位，故此心理疗法不仅可治疗失眠症，还可治疗失眠的伴随症状。

心理疗法主要适用于治疗以情绪因素起主导作用的疾病，如神经衰弱、癔症、心因性抑郁症和焦虑状态等，这类疾病往往伴有严重的失眠症，而随着神经官能症的改善，其失眠症也逐渐好转。

纵观心理治疗发展的历史，早在2000多年以前，祖国医学论著中已有了很多记载，提出不少精辟的辨证观点，总结了许多宝贵经验。如《素问》强调："精神不进，志意不治，病乃不愈。"《灵枢》更具体地提出，医生对患者要"告之以其败，语之以其善，导之以其所便，开之以其所苦。"这些不仅为当今的心理治疗要领，更是心理疗法治疗失眠及伴随疾病的重要依据。

失眠治疗的误区

人们对失眠非常关注，出现错误认识和方法的情况亦十分常见，主要表现在以下几个方面。

（1）对失眠缺乏正确认识

对于良好的睡眠来说，睡眠的时间固然重要，但更重要的是看睡眠质量。有的人睡眠时间虽少，但质量很高，次日能保持头脑清醒，精力充沛。这就不能简单地以时间少而判断为失眠。有一种错误做法，前一晚少睡了几个小时，试图次日早些睡以补回少睡的几个小时，结果适得其反，迎来的往往又是一个失眠之夜。

失眠者睡前自我紧张常是最大的误区，一上床就担心睡不着，于是强制地数数字、听钟表声等，结果反而造成大脑过度紧张，这称为紧张性失眠。如睡前用温水洗澡、热水洗脚，做些轻松的文体活动，听些柔和的音乐、到户外散散步、看看夜景，都会使精神放松。

（2）对安眠药的不正确认识

一种错误做法是滥用安眠药，一出现失眠，就服安眠药，而不分析引起失眠的原因。针对失眠的原因采取适当的有效措施，就能自然纠正。只有一部分真正失眠者，才需要服用安眠药。尤其是患有精神疾病的，要使用专门的治疗方法，而不能单纯治疗失眠。

另一种错误认识是，对安眠药抱着过分恐惧的态度，一服用安眠药就怕上瘾，因此，服服停停，结果使失眠长期不愈。其实，现在市面上常用的安眠药已经经过严格的优胜劣汰，一些副作用大、成瘾性大的安眠药已经基本不用或少用了。虽然这类药物严格地说都可能有成瘾性倾向，但实际上，发生的仅是极少数，而且不严重；在临床使用上，医生也知道把握，因此这种恐惧心理是不必要的。

（3）安眠药的不适当使用

①服用时间不适当。有的失眠者为了睡得好些，一吃过晚餐就早早服用，这其实是反映了对失眠的紧张。用于睡眠的药，一般最宜在睡前半小时服，这段时间要放下紧张的活动和思考，这样当药物开始起效时就能自然地进入睡眠状态。

②选择药物不合适。通常使用的安眠药是地西泮一类药物，这类药在药物学上称为"抗焦虑药"，除了睡眠作用外，还有治疗焦虑的效果，当人处于安静状态时会有睡意，但当进行活动时，仍可

保持清醒状态，所以不同于传统的安眠药。这类药物品种很多，作用大同小异，但作用特点各有偏重，睡眠作用时间也长短不一，不能随便服用。有的药作用仅几个小时，有的药作用长达几十个小时，所以，对于入睡困难的人来说，要选用短时类药，而对于早醒的人来说，要选用长时类药。短时类有三唑仑；长时类有氟西泮、地西泮、氯硝西泮；中时类有艾司唑仑、阿普唑仑。了解药品的不同名称，也是必须具备的常识，否则，容易误服，或重叠用药。现举常用的药物如下：氯硝西泮、地西泮、氟西泮、三唑仑、阿普唑仑、艾司唑仑。

③不正确减量法。如果失眠情况好转可逐渐减药，但不可一下子停药，否则，影响效果巩固，甚至会出现反跳现象。因此，减量一定要有一个过程，先可以减少一半，巩固一段时间，再予减少，最后可用 1/4 片维持一个阶段；换用药物时，也要有逐渐交替过程。很多失眠者的病情反复是由于减药不当引起的。

第 6 章

预防保健

运动饮食习惯好，远离疾病活到老

为何体育锻炼可帮助入眠

每天进行适当的体育锻炼，可促进血液循环，增强呼吸，增加氧的消耗，提高新陈代谢，使体质得以增强，健康状况得以改善。健康的精神，有赖于健康的身体，而心情愉快，精神放松，对促进患者的睡眠非常有益。

每天适量的运动，不仅可促进良好的睡眠，还能提高机体的免疫功能，增强心肌，加快血液流速，大大改善大脑、心脏及消化器官功能，使体质健壮、精力充沛，使神经衰弱症状减少，失眠就会好转，从而达到治疗的目的。

那么，怎样进行体育运动才有利于睡眠呢？运动的项目有多种多样，如走步、跑步、游泳、骑自行车、滑冰、游戏、做操等。到底从哪里开始比较好呢？这应根据自己的具体情况和爱好决定。一般来说，不经常运动的人开始不宜从事剧烈的运动，运动量也不宜太大，以免过度疲劳，身体不适应，反而影响睡眠。对多数人来说，还是应先从走步、做操开始，走步要尽可能走得远些，而不是散步，要逐步加快速度，以便使肌肉、心脏和肺脏都能得到充分的锻炼。Hasan 认为，下午 4 点至 8 点之间运动效果最好，轻中度运动比大运动量效果好。尽管有人报告，晚上运动对睡眠有一定的干扰作用，但多数人回答，晚上运动对其睡眠也是有利的，尤其是睡前 2 ~ 3 小时进行一定的运动，可以促进并加深睡眠。不过，晚上运动的时间也不要离睡眠时间太近，否则将适得其反。除走步、做操以外，也可根据自己的爱好选择游泳、骑自行车、打太极拳等体育活动。这些运动都能排遣有害的紧张情绪，使身体恢复正常的状态，易于入睡。

有哪些食物可帮助入眠

（1）食醋催眠。有些人长途旅行后，劳累过度，夜难安睡，可用一汤匙食醋兑入温开水中慢服。饮后静心闭目，不久便会入睡。

（2）糖水催眠。若因烦躁发怒而难以入睡，可饮一杯糖水。因为糖水在体内可转化为大量血清素，此物质进入大脑，可使大脑皮层抑制而易入睡。

（3）牛奶催眠。牛奶中色氨酸是人体八种必需的氨基酸之一，它不仅有抑制大脑兴奋的作用，还含有能使人产生疲倦感觉的作用。它是体内不可缺少的氨基酸之一，一杯牛奶中的含量足够起到使人安眠的作用，可使人较快地进入梦乡。

（4）水果催眠。过度疲劳而失眠的人，临睡前吃苹果、香蕉等水果，可抗肌肉疲劳；若把橘橙一类的水果放在枕边，其香味也能促进睡眠。

（5）面包催眠。当你失眠的时候，吃一点面包，能使你平静下来，催你入眠。

（6）小米催眠。小米除含有丰富的营养成分外，小米中色氨酸含量为谷类之首。中医学认为，它具有健脾、和胃、安眠等功效。食法：取小米适量，加水煮粥，晚餐食用或睡前食用，可收安眠之效。

（7）鲜藕催眠。藕中含有大量的碳水化合物及丰富的钙、磷、铁等和多种维生素，具有清热、养血、除烦等功效。可治血虚失眠。食法：取鲜藕以小火煨烂，切片后加适量蜂蜜，可随意食用，有安神入睡之功效。

（8）葵花籽催眠。葵花籽富含蛋白质、糖类、多种维生素和多种氨基酸及不饱和脂肪酸等，具有平肝、养血、降低血压和胆固醇等功效。每晚嗑一把葵花籽，有很好的安眠功效。

（9）莲子催眠。莲子清香可口，具有补心益脾、养血安神等功效。近年来，生物学家经过试验证实，莲子中含有的莲子碱、芳香苷等成分有镇静作用；食用后可促进胰腺分泌胰岛素，进而可增加 5- 羟色胺的供给量，故能使人入睡。每晚睡前服用糖水煮莲子会有良好的助眠作用。

（10）大枣催眠。大枣味甘，含糖类、蛋白质、维生素 C、有

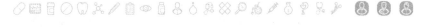

机酸、黏液质、钙、磷、铁等，有补脾、安神的功效。每晚用大枣30～60g，加水适量煮食，有助于入眠。

（11）促眠饮料。取洋葱100g切片，浸泡在600ml烧酒中，1星期后取出。以洋葱酒10ml，牛奶约90ml，鸡蛋1枚，苹果半个榨汁。调和后，于睡前30分钟饮用。

（12）莴笋催眠。莴笋中有一种乳白色浆液，具有安神镇静作用，且没有毒性，最适宜神经衰弱失眠者。使用时，把莴笋带皮切片煮熟喝汤，特别是睡前服用，更具有助眠功效。

少量饮酒为何能催眠

一般来说，偶尔饮一次酒，有一定的催眠作用，可使睡眠时间延长并加深，所以，有人认为："催眠药物中最好的是酒"。这句话应当辩证地分析。如果一个人生活很规律，每天晚饭时喝少量酒，可起到舒筋活血，松弛精神的作用，这对睡眠有一定的好处；但长期大量的饮酒，则不仅难以催眠，还会导致失眠症。故此，想催眠时饮酒量一定要小，这样才能达到催眠作用。

食疗的催眠方法

（1）酸枣仁粥。酸枣仁50g，捣碎，煎取浓汁，用粳米100g煮粥，待米熟时加入酸枣仁汁同煮，粥成淡食，加糖食亦可，每日晚餐趁温食用。酸枣仁，甘酸，性平，能滋养心脾，补益肝胆，治疗虚性烦扰、失眠多梦疗效甚好，无论失眠新久，均可适用。

（2）莲心茶。莲子心2g，生甘草3g，开水冲泡代茶，每日数次。莲子，苦寒，能清心安神，降低血压；甘草，甘平，能清火解毒，又可矫味，共收清心、安神、降压之效。此茶对高血压病伴有失眠患者非常有效。

（3）绞股蓝茶。绞股蓝茎叶2g，白糖适量，开水冲泡当茶饮用，每日数次。绞股蓝又名南方人参，含有与人参皂苷相似的绞股蓝皂苷，能防治神经衰弱，治疗顽固性失眠，是一种保健安神佳剂，对长期失眠者较为理想。

（4）糖水百合汤。生百合100g，加水500ml，文火煎煮，熟烂后加糖适量，分2次服食。百合，甘苦，微寒，能清心安神，治心烦不安，失眠多梦。此汤可用于病后余热不净，体虚未复的虚烦失眠，对伴有结核病史失眠患者，选服尤佳。

（5）丹参冰糖水。丹参15g，加水200ml。煎煮20分钟，去渣，加冰糖适量，以微甜为准，分两次饮服。丹参，苦寒，活血安神。此方对长期失眠患者，有安神作用；对患有冠心病的患者，尤为适用。

（6）甘麦大枣汤。小麦 60g，大枣 14 枚，甘草 20g，先将小麦、大枣淘洗浸泡，入甘草同煎，待麦、枣熟后去甘草、小麦，吃枣喝汤，每日 1 ~ 2 次。大枣补虚，小麦养心，甘草润燥，药性平和，养心安神功效却很显著。

（7）猪心芪参汤。猪心一个，党参 15g，丹参 10g，北黄芪 10g。用法：将上面三味中药用纱布包好，与猪心共放入锅内，加水炖熟，吃肉饮汤，日服一次。对心悸、多梦、失眠等有良效，尤其适宜于气虚血瘀而致的失眠症。

（8）莲子龙眼粥。莲子肉 30g，龙眼肉 30g，百合 20g，山药 20g，大枣 6 枚（去核），粳米 30g，煮粥服，每日 2 次。常服有养心安神之功效，多种失眠症均可服用。

（9）茶叶枣仁粉。清晨 8 时前冲泡绿茶 15g，8 时后忌饮茶水，晚上就寝前，冲服酸枣仁粉 10g。

（10）磁石粥。将磁石打碎，取磁石 30 ~ 60g 放入砂锅内，加水 300ml。温火煎 1 小时，滤汁去渣，入粳米 100g，或加猪腰子 1 只去膜，洗净切细。加水至 800ml，煮成稠粥，每晚睡前温服。适用于肾虚肝旺之失眠症。

（11）莲子糯米粥。莲心（去肉）100g，芡实100g，加适量糯米煮粥，熬粥时，再加一巴掌大的荷叶盖在水上，粥好后即可食用。适用于脾胃虚弱而致的睡眠不安等症。

（12）清蒸龙眼肉。龙眼肉500g，放在米饭上蒸熟，随意食用。或将龙眼肉200g，放在一细口瓶中，加入一般60度白酒400g，密封瓶口，每日振摇一次，15天后即可饮用。每次可根据各人情况，服用10~15ml，每日2次。适用于体虚瘦弱而引起的失眠健忘等症。

（13）桑葚膏。桑葚25g，水煎常服。也可以用桑葚膏，每次1~2汤匙，每日2~3次，用温开水或黄酒送服。适用于阴虚阳亢之失眠症。

（14）核桃芝麻丸。核桃仁100g，黑芝麻100g，桑叶100g，共同捣成泥状，制成药丸，每丸15g，每次1丸，每日2次。适用于神经衰弱而引起的失眠、多梦、健忘等症。

助眠的常用药酒

药酒对于防治失眠及助眠都有一定的作用，但有的患者不能饮酒，还有的药酒酒精含量较高，故心脑血管及溃疡患者不宜饮用。作为助眠用的药酒主要有以下几种。

（1）丹参酒

组成：丹参 30g，白酒 500g。

功效：通九窍，补五脏，益气养血，宁心安神，活血祛瘀，有令人不病之功。

主治：用于血瘀引起的失眠。

制法：丹参洗净切片，放入纱布袋内，扎紧袋口，将白酒、纱布袋同放入酒瓶内，盖上盖，封口，浸泡 15 天即可。

用法：随量饮之。

（2）徐国公仙酒

组成：龙眼（去壳）1 ~ 1.5kg。

功效：补心血，壮元阳，悦颜色，助精神。

主治：怔忡惊悸之失眠。

制法：头酿好烧酒 1 坛，龙眼肉入内浸之，日久则颜色娇红，滋味香美。

用法：早晚各随量饮数杯。

（3）长生酒

组成：枸杞子、茯神、生地、熟地、山茱萸、牛膝、远志、五加皮、石菖蒲、地骨皮各 18g。

功效：补肝肾，益精血，强筋骨，安神。

主治：腰膝无力，心悸健忘、须发早白、夜寐不安。

制法：上药研碎，装入细纱布袋内、放入酒坛，加米酒 2L，密封，浸泡 15 天即成。

用法：每日晨起服 10 ~ 20ml，不可过饮。

禁忌：忌萝卜。

（4）养神酒

组成：大熟地 90g，甘枸杞、白茯苓、建莲肉、山药、当归身各 60g，大茴香、木香各 15g，薏苡仁、酸枣仁、续断、麦冬各 30g，丁香 6g，桂圆肉 240g。

功效：安神定志，益肾通阳。

主治：肾阴阳两虚所致的失眠多梦、健忘。

制法：将上述茯苓、山药、薏苡仁、建莲肉制成细末，余药切成片，一起装入绢袋内，以白酒 10kg，浸于罐内封固，隔水煮至药浸透，取出静置数日后即成。

用法：随量饮之。

（5）阳春酒

组成：熟地 15g，人参、白术、当归、天冬、枸杞子各 9g，柏子仁、远志各 7g。

功效：健脾和胃，补气养血，安神定志。

主治：头晕心悸、睡眠不安，或各种肿疡后期，疮口不能收敛。

制法：上药研碎，装入绢袋内，放入瓷罐里，加酒 2.5L，浸 10 天左右。

用法：每日 2 次，早晚温饮 20ml。

（6）杞枣酒

组成：枸杞子 45g，酸枣仁 30g，五味子 25g，香橼 20g，何首乌 18g，大枣 15g。

功效：补肾滋阴、安神清心。

主治：失眠伴腰膝酸软、五心烦热者，对肝肾阴虚、入睡迟者效佳。

制法：上方药物，加白酒 1000ml，共浸酒 1 周后滤出备用。

用法：每晚睡前服 20 ~ 30ml。

为何说花生叶是天然助眠药

废弃的花生叶是一种安全有效的天然助眠药。因花生叶"昼开夜合"的生物特性与人类"日出而作，日落而寝"的昼夜作息规律同步，可能含有某种类似人体内"睡眠肽"之类的促睡眠药物成分。他们经过 8 年之久的临床试验和药化、药理、制剂实验等研究，基本上肯定了花生叶的镇静安眠作用。因而说花生叶是一种天然的助眠药，你也可不妨一试，它一定会带你进入甜香的梦中去。

睡觉前足浴为何有催眠作用

中医学认为：人体五脏六腑在脚上都有相应的投影。脚上的六十余个穴位与五脏六腑有着密切的关系，而人的失眠多梦以及疾病的产生，都是脏腑功能失调后反映出来的阴阳偏衰或偏盛的状态。用热水洗脚，如同用艾条灸这些穴位，可起到促进气血运行，舒筋活络，颐养五脏六腑，使人体阴阳恢复平衡的作用，因而具有催眠和祛病健身的功效。

西医学认为：人的脚掌上密布着许多血管，用热水洗脚能使脚部毛细血管扩张，血液循环加快，供给脚部更多的养料，使脚腿部新陈代谢旺盛。热水有温和的刺激作用，由于脚掌上无数神经末梢与大脑紧密相连，刺激脚心上的神经，可对大脑皮层产生抑制，使人感到脑部舒适轻松，不仅能加快入睡，使睡眠加深，还可有效地消除一天的疲劳。

洗热水脚，水温以42℃～45℃，暖和舒适为宜，要边洗边加热水以保持水温，每次约15分钟。出盆后用干毛巾轻快地搓擦按摩脚趾和掌心，其催眠助睡效果会更佳。

🧑 沐浴为何具有催眠作用

沐浴时，洗浴的水对人体表面的穴位，由于温热效应和水的刺激作用，它通过经络、腧穴的相互传播而使全身乃至内脏器官的毛细血管扩张，血液循环的加速及周围皮肤供血的暂时增多，大脑处于相对供血偏少的状态，因此产生昏昏欲睡的助眠作用。

沐浴时间的长短与浴温一般因人而异。如浴温43℃，沐浴5分钟左右就可以了；浴温42℃，沐浴时间要10分钟；浴温38℃，就要沐浴20分钟才够。一般来讲，浴温高，沐浴时间就短；浴温接近体温时，沐浴时间就要很长。

沐浴，究竟在饭前还是饭后好？到目前为止，仍无一个绝对的回答。例如，有的人养成下班后到家，就立刻做热水浴的习惯。这种沐浴法，不但可以促进血液循环，提高体温；同时对使用脑力、缺少运动的人，具有稳定情绪、调节精神的作用。有人有就寝前长时间温水浴的习惯。这种沐浴法，有镇静作用，可以消除疲劳，促进安眠。由此看来，为了促进入眠，一般来讲睡觉前沐浴具有较好的催眠作用。